含章⑪♥
新实用

阅读图文之美 / 优享健康生活

U0222224

图解中医入门

轻松就懂

高海波 孙 平 编著

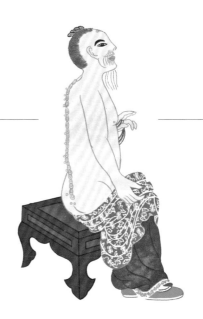

江苏凤凰科学技术出版社 · 南京

图书在版编目(CIP)数据

图解中医入门轻松就懂/高海波，孙平编著 . — 南
京：江苏凤凰科学技术出版社，2023.6
ISBN 978-7-5713-3365-2

Ⅰ . ①图… Ⅱ . ①高… ②孙… Ⅲ . ①中医学—图解
Ⅳ . ① R2-64

中国版本图书馆 CIP 数据核字（2022）第 243615 号

图解中医入门轻松就懂

编　　　著	高海波　孙　平	
责 任 编 辑	汤景清	
责 任 校 对	仲　敏	
责 任 监 制	方　晨	
出 版 发 行	江苏凤凰科学技术出版社	
出版社地址	南京市湖南路 1 号 A 楼，邮编：210009	
出版社网址	http://www.pspress.cn	
印　　　刷	天津睿和印艺科技有限公司	
开　　　本	718 mm × 1 000 mm　1/16	
印　　　张	13.5	
插　　　页	1	
字　　　数	328 000	
版　　　次	2023 年 6 月第 1 版	
印　　　次	2023 年 6 月第 1 次印刷	
标 准 书 号	ISBN 978-7-5713-3365-2	
定　　　价	52.00 元	

图书如有印装质量问题，可随时向我社印务部调换。

中医学博大精深、不简单！

健康长寿是人类自古以来不倦追求的一项基本目标。在中华民族漫长的历史中，各族各界人民，上至帝王将相，下至贩夫走卒，无不强烈地追求健康长寿，努力探索养生，更将其与中医学结合，在中医理论的指导下，发展形成内涵丰富、方法多样、特色鲜明的中医学体系。可以说，中医学具有悠久的历史、独特的理论知识、丰富的方法、卓有成效的实践经验、鲜明的东方色彩和浓郁的民族风格，是我国传统文化中的瑰宝，也是医学宝库中的一颗璀璨明珠。

中医学以阴阳五行作为理论基础，将人体看成气、形、神的统一体，通过望、闻、问、切四诊合参的方法，探求病因、病性、病位，分析病机及人体内五脏六腑、经络关节、气血津液的变化，判断邪正消长，进而得出病名，归纳出证型，以辨证论治原则，制定"汗、吐、下、和、温、清、补、消"等治法，使用中药、艾灸、针灸、推拿、按摩、拔罐、食疗等多种治疗手段，使人体达到阴阳调和而康复。

本书共分为七章。第一章主要介绍了中医学的基本理论，包括中医的历史，阴阳五行学说，藏象学说，气、血、津液，体质，经络穴位等。第二章主要介绍中药学和方剂学的相关知识。第三章到第六章分别介绍了按摩、拔罐、艾灸、刮痧等相关知识和基本方法。读者按照本书的方法，结合自身的实际操作，就可以在家中轻松享受中医养生的乐趣。第七章主要针对日常生活中的不适症状介绍了简单的治疗方法，对于缓解身体不适具有一定的益处。

本书主要采用图解的形式，全方位地分析中医基础理论，将中医阴阳五行、藏象学说、经络穴位以及中药学、方剂学的知识，用通俗易懂、简单直观的表格和有趣的图画展现出来。即便从来没有接触过中医学的人，通过阅读此书，也能对中医学有所认知，为自己的健康保驾护航。

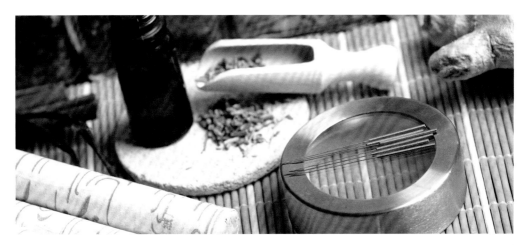

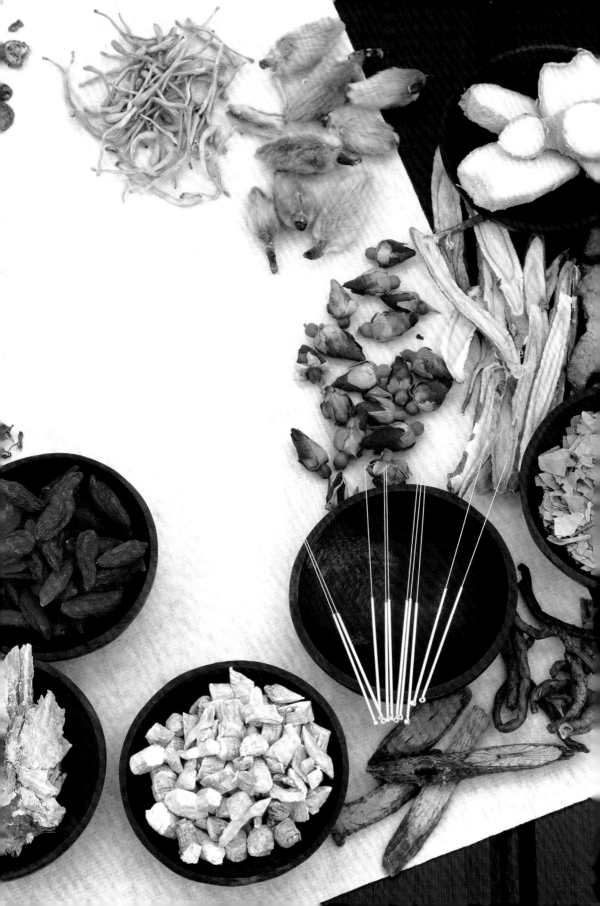

阅读导航

这是一本介绍中医基本理论和基本疗法的图解书。为方便读者阅读，提高读者的阅读效率，我们在此特别设置了阅读导航这一栏目，对内文中各个部分的功能、特点等一一说明。

调理方法
从这里开始您的阅读旅程，了解神奇的中医学。

呵护五脏，刮痧养生
安神养心刮痧法

心相当于人身体中的君主，主管精神意识、思维活动等，有统率和协调全身各脏腑功能的作用。因此，只有心的活动功能健全，其余各脏腑的功能活动才能正常进行。采用安神养心刮痧法，有保养五脏、延年益寿的保健作用。

脏器功用
简明扼要，介绍人体脏器的功能及作用。

心病

	主要证候	治疗方法
心火炽盛	心烦失眠，面红目赤，口干咽燥，口舌糜烂。舌尖红或起芒刺，脉数	泻心火，用黄连、竹叶、生地黄、木通、山栀等
心阳虚	心悸，气喘，口唇青紫，胸闷。舌淡苔白，脉细小或大而无力	温通血脉、振奋心阳，用丹参、附子、红花、肉桂等
心阴虚	心悸，失眠，多梦，体虚，盗汗。舌质红，脉细数或细弱	养心安神，用当归、远志、麦冬、生地黄、酸枣仁、柏子仁等

健康自诊
通过机体的不同证候及具体反应，可判断出身体出现了哪些问题，并给予刮拭要点的提示。

健康自诊

①经常感到心悸和气喘→心脏功能衰弱

②心脏、胸部到咽喉下方，常感到快要窒息般的痛苦→心脏功能衰弱

③不容易入睡→心脏功能亢进，火热炽盛或心脏营养失调，活力降低

④容易健忘→心脏营养失调，活力降低

⑤偶尔会口齿不清→心脏营养失调，活力降低

⑥稍微运动就汗流浃背→心脏功能衰弱

⑦手脚异常肿胀→心经循环出现异常

⑧左侧肩胛骨、颈部及肩膀感到僵硬酸痛→心经循环出现异常

刮拭要点
背部：厥阴俞穴、神堂穴、心俞穴。
胸腹部：膻中穴、巨阙穴。
上肢部：神门穴、通里穴。

160

穴位图示

针对不同器官的病症进行不同穴位的刮拭，图中详细注明了应刮穴位的具体位置，方便您快速找到。

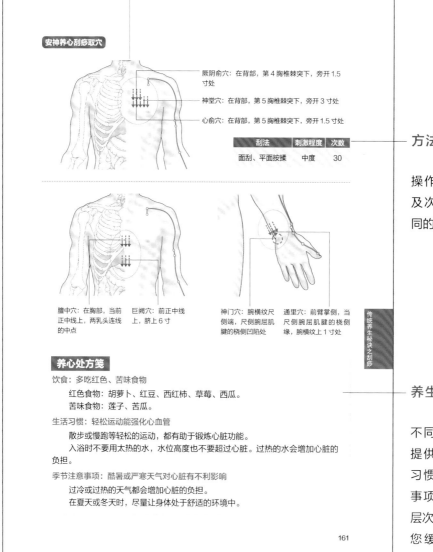

安神养心刮痧取穴

厥阴俞穴：在背部，第4胸椎棘突下，旁开1.5寸处

神堂穴：在背部，第5胸椎棘突下，旁开3寸处

心俞穴：在背部，第5胸椎棘突下，旁开1.5寸处

刮法	刺激程度	次数
面刮、平面按揉	中度	30

膻中穴：在胸部，当前正中线上，两乳头连线的中点

巨阙穴：前正中线上，脐上6寸

神门穴：腕横纹尺侧端，尺侧腕屈肌腱的桡侧凹陷处

通里穴：前臂掌侧，当尺侧腕屈肌腱的桡侧缘，腕横纹上1寸处

方法提示

通过不同的操作方法、力度及次数，起到不同的治疗效果。

养心处方笺

饮食：多吃红色、苦味食物

红色食物：胡萝卜、红豆、西红柿、草莓、西瓜。

苦味食物：莲子、苦瓜。

生活习惯：轻松运动能强化心血管

散步或慢跑等轻松的运动，都有助于锻炼心脏功能。

入浴时不要用太热的水，水位高度也不要超过心脏。过热的水会增加心脏的负担。

季节注意事项：酷暑或严寒天气对心脏有不利影响

过冷或过热的天气都会增加心脏的负担。

在夏天或冬天时，尽量让身体处于舒适的环境中。

养生小贴士

针对机体的不同病症，为您提供饮食、生活习惯及季节注意事项等方面的深层次指导，有助于您缓解病症，养出健康好体质。

传统养生秘诀之刮痧

161

目录

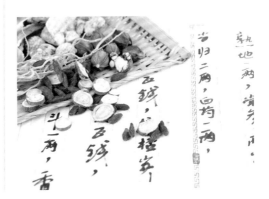

第三章
妙手养生之按摩

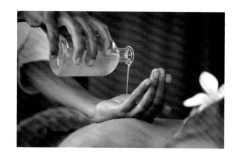

第四章
简单拔罐不求人

第五章
轻松易学的家庭艾灸法

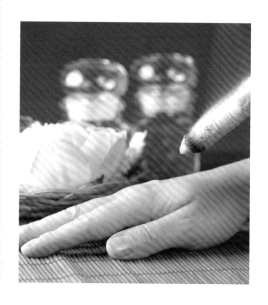

第六章
传统养生秘诀之刮痧

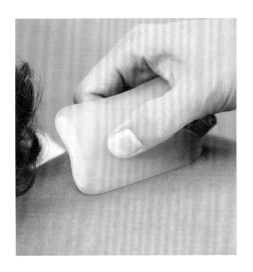

第七章
自诊自疗一看便知

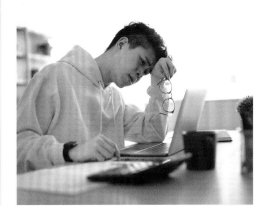

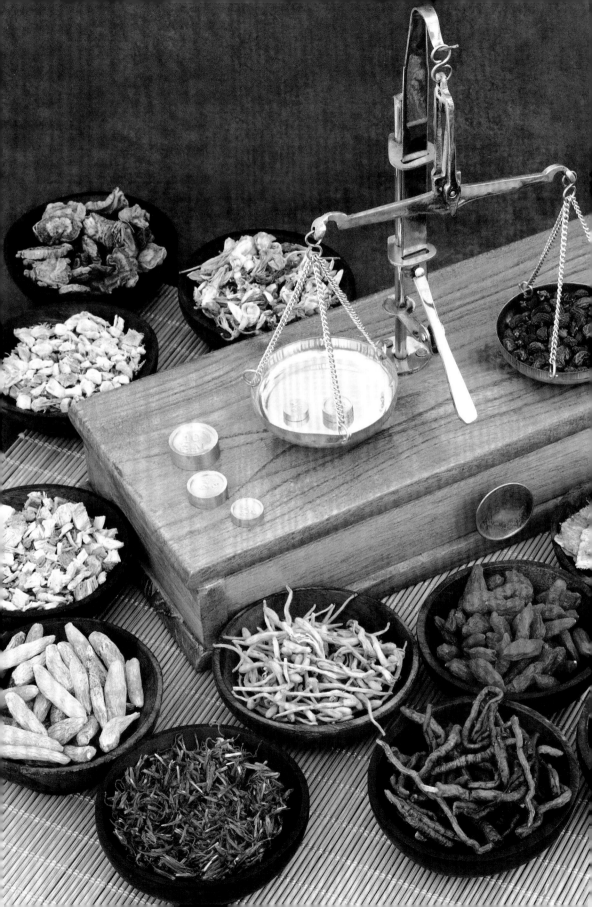

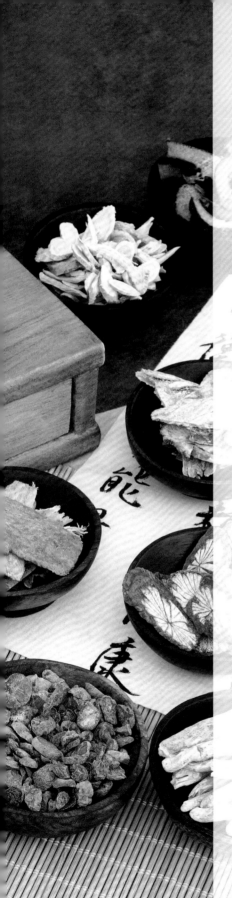

第一章

走进神奇的
中医世界

中医文化可谓博大精深，从《黄帝内经》到《难经》，从《伤寒杂病论》到《神农本草经》，这些巨著反映了我国古代中医学的卓越成就。

中医承载着我国古代人民同疾病作斗争的经验和理论知识，是在古代朴素的唯物论和自发的辩证法思想指导下，通过长期医疗实践逐步形成并发展起来的医学理论体系。

其中，阴阳五行学说、藏象学说、气血津液学说、经络学说等更是中医学的重要组成部分。

中医历史知多少

中医学是中华民族灿烂文化的重要组成部分，为中华民族几千年的繁荣昌盛做出了卓越贡献，并以显著的疗效、浓郁的民族特色、独特的诊疗方法、系统的理论体系、浩瀚的文献史料，屹立于世界医学之林，成为人类医学宝库的共同财富。

我国古代医学发展的历史与王朝更替、封建征战不无关系，带着各自时代的特点。但是医学本身是一门独立性科学，它会随着社会进步、经济繁荣和文化水平的提高，向着自身的更高层次发展并逐渐完善。

上古时期

【中医兴起】

远古时代，我们的祖先在与大自然的斗争中创造了原始医学。他们在寻找食物的过程中，发现某些食物能减轻或缓解某些病症。这就是发现和应用中药的起源。

【中药始祖——神农氏】

神农氏是传说中的农业和医药的发明者。远古人们过着采集和渔猎的生活，而他发明了耒耜，教会人们农业生产。传说中他遍尝百草，发现药材，教会人们医治疾病，后被称为"中药始祖"。

春秋战国时期

【巫医分离】

春秋战国时期，是我国整个学术界百家争鸣、百花齐放的时期。巫医分离后，医学占据医疗卫生事业的主导地位。临床医学的分科也趋于专业化。

【神医——扁鹊】

扁鹊，生卒年不详，姬姓，秦氏，名越人，春秋战国时期名医，渤海郡郑人。扁鹊精于内、外、妇、儿、五官等科，应用砭刺、针灸、按摩、汤液、热熨等方法治疗疾病，被尊为"医祖"和"神医"，对我国中医药学的发展有着特殊的贡献。

秦汉时期

【第一次高峰】

秦汉时期以来，交通日渐发达，少数民族地区的药材逐渐为大多数医家所采用。以伤寒、杂病和外科为代表的临床医学达到前所未有的水平，是我国医学史上的第一次高峰。

【医圣——张仲景】

张仲景（约154—约215），名机，汉末南阳涅阳县人，被尊为"医圣"。他的著作《伤寒杂病论》以六经辨伤寒，以脏腑辨杂病，确立了中医学辨证施治的理论体系与治疗原则，为临床医学发展奠定了新的基础。

三国两晋南北朝时期

【全面发展】

三国两晋南北朝时期，由于民族大融合，北方经济的恢复和发展，我国在不少领域取得领先世界的成就。中医药学在脉学、针灸学、药物方剂、伤科、养生保健等各方面取得可喜的成绩，为中医学的全面发展积累了经验。

【预防医学的倡导者——葛洪】

葛洪，字稚川，自号抱朴子，东晋丹阳句容人。著有《肘后方》，书中最早记载一些传染病如天花、恙虫病的证候及诊治。书中的"天行发斑疮"是全世界最早的有关天花的记载。

隋唐时期

【第二次高峰】

隋唐时期，政治统一，经济文化繁荣，内外交通发达，用药的经验不断丰富，对药物学成就的进一步总结已成为当时的客观需要。657 年，唐朝廷组织苏敬等二十余人集体编修本草，于 659 年完稿，名为《新修本草》（又名《唐本草》）。这是我国古代由官方颁行的第一部药典，也是世界上最早的国家药典。

【药王——孙思邈】

孙思邈（541 或 581—682），唐朝京兆华原人，著有《备急千金要方》《千金翼方》，被誉为"药王"。其中，《备急千金要方》分为 30 卷，合方、论共 5300 首；《千金翼方》亦 30 卷，合方、论、法共 2900 余首，在营养缺乏性疾病防治方面，成就突出。

两宋时期

【重视中医教育】

宋代对中医教育比较重视。宋朝设立"太医局"，作为培养中医人才的最高机构。1057 年，宋朝廷专设"校正医书局"，有计划地对历代重要医籍进行搜集、整理、考证和校勘，历时十余年。目前我们所能读到的《素问》《伤寒论》《金匮要略》《针灸甲乙经》都是经过此次校订、刊行后流传下来的。

【法医之祖——宋慈】

宋慈（1186—1249），南宋建阳人，被尊为"法医之祖"。他总结了宋代以前法医方面的经验，并根据其本人四任法官的心得，于 1247 年写成《洗冤集录》，成为世界上最早的法医文著。

辽夏金元时期

【医学大融合】

辽、夏、金、元各朝，不仅在政治制度上逐渐接受汉族的统治经验，在文化上也深受汉化的广泛影响。其医学作为文化的一个组成部分，或直接引用汉族医学，或在自己民族固有医学的基础上，借鉴、融汇汉族医学而有所创新，成为这一时期医学发展的特点。

四大医学流派

【寒凉派——刘完素】

【攻下派——张从正】

【补土派——李东垣】

【养阴派——朱震亨】

明代

【中医理论的成熟】

明代，科学技术在经济发展的推动下，有了显著提高，医学也不例外。明代医学受传统文化和思维方式的强烈影响，通过对传统中医学理论思维结构的深化和对临床经验新的总结，不断创新，最终形成独特的中医学理论体系。

【药圣——李时珍】

李时珍（1518—1593），字东璧，号濒湖山人，明代著名医药学家，被誉为"药圣"。他"考古证今、穷究物理"，历经 27 年，完成 190 多万字的巨著《本草纲目》，对我国和世界药物学的发展做出了杰出贡献。

清代

【承前启后】

清代医学充分发挥了承前启后的作用。所谓承前，不是简单地继承前代成果，而是对过去文献加以整理、校订、研究和归纳。所谓启后，是指在治疗实践的基础上，发展祖国医学，赋予它生机和活力。

【《医林改错》——王清任】

王清任（1768—1831），又名全任，字勋臣，清代直隶省玉田县人，是富有革新精神的解剖学家与医学家。他纠正了古代医书在人体解剖方面的一些错误，强调了解剖知识对医生的重要性，并发展了瘀血致病理论与治疗方法，著有《医林改错》。

阴阳主宰生命

中医学根据阴阳对立统一的观点，认为人体是一个有机整体，人体内部充满阴阳对立统一的关系。

阴阳组成身体

就人体的大体部位与结构来说，上部为阳，下部为阴；体表属阳，体内属阴；背属阳，腹属阴。以脏腑来分，五脏属里，藏精气而不泻，故为阴；六腑属表，传化物而不藏，故为阳。五脏之中，又各有阴阳所属，如心、肺居于上焦胸腔，属阳；肝、脾、肾位于中下焦腹腔，属阴。而心、肺相对而言，心属火，主温通，为阳中之阳；肺属金，主肃降，为阳中之阴。肝与脾、肾相较，肝属木，主升发，为阴中之阳；肾属水，主闭藏，为阴中之阴；脾属土，居中焦，为阴中之至阴。

阴阳维持生命

中医阴阳学说认为，人体的正常生命活动，是阴精与阳气两个方面保持对立统一关系的结果。万物负阴而抱阳，阴阳是自然界的根本法则，人也不例外。人体中九窍、五脏六腑，都与天地之气相互贯通。人类养生要以调和阴阳为目标。

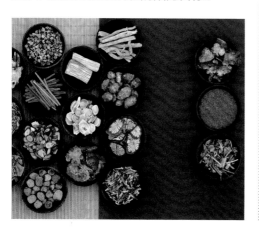

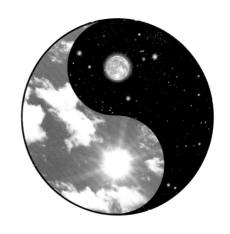

阴阳失调造成疾病

中医阴阳学说认为，疾病的本质是阴阳失去相对平衡，出现偏盛或偏衰，即阴阳失调的结果。疾病是由于病邪作用于人体，引起邪正相争，导致人体阴阳失调、脏腑组织损伤和生理功能失常的结果。

疾病的发生发展过程就是邪气与正气相互斗争的过程。在这一过程中，人体的阴阳双方往往失去相对平衡，出现偏盛或偏衰的状况。因此，中医通常用阴阳盛衰理论来说明和解释人体的病理变化。

阴阳学说与疾病治疗

疾病发生发展的根本原因是阴阳失调，因此调整阴阳，补偏救弊，恢复阴阳的相对平衡，就是疾病治疗的基本原则。阳盛者泻热，阴盛者祛寒；阳虚者扶阳，阴虚者补阴，以使阴阳偏盛偏衰的异常现象，复归于平衡协调的正常状态。

阴阳之气是生命的根本

　　万物负阴而抱阳，阴阳是自然界的根本法则，人也不例外。人体中九窍、五脏六腑，都与天地之气相互贯通。人类养生要以调和阴阳为目标。

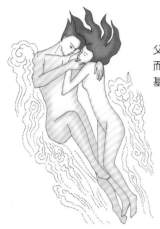

父母的阴阳之气会合而成精，这是生命的基础

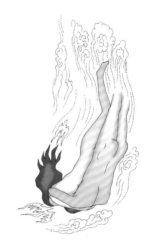

母亲的血（阴）和父亲的精（阳）相结合，又秉受天地之气而孕育出生命

阴阳与疾病

　　在人的身体中，阳主外，开发肌肤腠理；阴主内，游走于六腑，归藏于五脏，帮助身体吸收营养，排出糟粕。

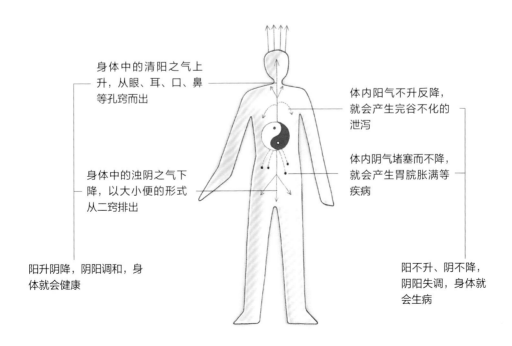

身体中的清阳之气上升，从眼、耳、口、鼻等孔窍而出

体内阳气不升反降，就会产生完谷不化的泄泻

身体中的浊阴之气下降，以大小便的形式从二窍排出

体内阴气堵塞而不降，就会产生胃脘胀满等疾病

阳升阴降，阴阳调和，身体就会健康

阳不升、阴不降，阴阳失调，身体就会生病

中医藏象学说

藏，指藏于体内的内脏；象，指表现于外的生理、病理现象。藏象包括各个内脏实体及其生理活动和病理变化表现于外的各种征象。

藏象学说认为，人体各脏腑虽然深藏于体内，难以进行直观观察，但这些脏腑通过经络系统与体表的某些组织器官相互联系。内脏有病，与之相应的体表组织器官可发生异常反应，出现各种症状和体征，如舌象、脉象等。临床上，通过观察这些病理现象，根据它们与人体脏腑的联系，可以推断内在脏腑的病变，为用药提供理论上的依据。

脏腑的分类

脏腑可分为三类。一是五脏，包括心、肺、脾、肝、肾，主要功能是贮藏精气；二是六腑，包括胆、胃、小肠、大肠、膀胱、三焦，与食物的消化有关；三是奇恒之腑，包括脑、髓、骨、脉、胆、女子胞。

五脏功能在体表的反应

人体内脏腑的功能活动情况可以从体表反映出来。

心是生命的根本，主宰着精神意识。心与血脉相应，它的荣华表现在面部的颜色上，其功能是充实和温煦血脉。心气旺盛，则面色红润有光泽。

肺是人身之气的根本，肺与皮肤相应，它的荣华表现在毫毛上，其功能是充养皮肤。肺气旺盛，则皮肤毫毛健康润泽。

肝是人体耐受疲劳的根本，是藏魂的地方。肝与筋相应，它的荣华表现在指甲上，其功能是充养筋膜，能藏血。肝血充足，则指甲坚润、筋柔韧有力。

脾为人体饮食的根本，是生成营气的地方。脾与肌肉相应，它的荣华表现在口唇四周，其味甘，其色黄，其功能是充养肌肉。脾气旺盛，则肌肉丰满而结实。

肾是密封和潜藏的根本，是藏精的地方。肾与骨骼相应，它的荣华表现在头发上，其功能是充养骨骼。肾气旺盛，则头发有光泽，骨骼坚韧。

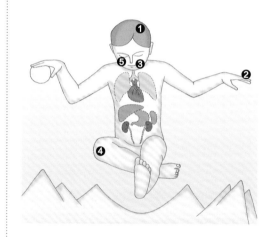

❶ 头发
肾的荣华反映在头发。

❷ 指甲
肝的荣华反映在指甲。

❸ 口唇
脾的荣华反映在口唇四周。

❹ 皮肤
肺的荣华反映在毫毛。

❺ 面色
心的荣华反映在面部。

人体藏象与体表的对应

人体内脏腑的功能和活动情况可以从体表反映出来。

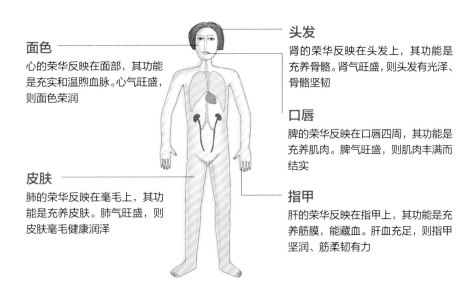

面色
心的荣华反映在面部，其功能是充实和温煦血脉。心气旺盛，则面色荣润

皮肤
肺的荣华反映在毫毛上，其功能是充养皮肤。肺气旺盛，则皮肤毫毛健康润泽

头发
肾的荣华反映在头发上，其功能是充养骨骼。肾气旺盛，则头发有光泽、骨骼坚韧

口唇
脾的荣华反映在口唇四周，其功能是充养肌肉。脾气旺盛，则肌肉丰满而结实

指甲
肝的荣华反映在指甲上，其功能是充养筋膜，能藏血。肝血充足，则指甲坚润、筋柔韧有力

五脏荣枯在面色上的表现

　　一个人五脏的荣枯会在面色上有所表现，而五色又对应身体的五脏。所以，观察面部颜色的变化，就可以推测人体五脏的健康状况。

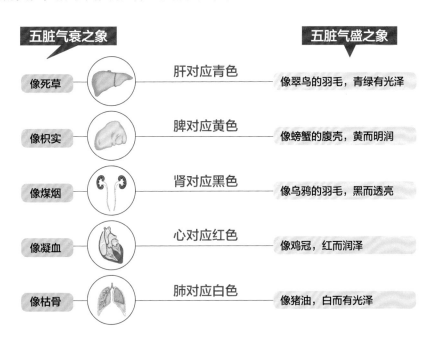

五脏气衰之象		五脏气盛之象
像死草	肝对应青色	像翠鸟的羽毛，青绿有光泽
像枳实	脾对应黄色	像螃蟹的腹壳，黄而明润
像煤烟	肾对应黑色	像乌鸦的羽毛，黑而透亮
像凝血	心对应红色	像鸡冠，红而润泽
像枯骨	肺对应白色	像猪油，白而有光泽

气、血、津液组成人体

气、血、津液是构成人体和维持人体生命活动的基本物质，是脏腑、经络等组织器官活动的物质基础。

关于气

气是构成人体的最基本物质。气，是指人体内存在的极其微小但活力很强的细微物质。它的生成，禀受于先天之精、后天水谷之精以及自然界之清阳之气。气的生理功能如下。

1.推动作用

人体生长发育，各脏腑组织器官的功能活动，血液在脉管内的循行，津液的生成、输布和排泄等，均依靠气的激发和推动作用。

2.温煦作用

气的运动是人体热量的来源。人体正常体温的维持，主要依靠气的温煦作用。

3.防御作用

一旦邪气侵害人体，气能够驱邪外出，使人体恢复健康状态。

4.固摄作用

主要是指气对于精、血、津液等液态物质具有控制及固摄的作用。

关于血

血，即血液，是脉管中流动的红色液体，是构成人体和维持人体生命活动的基本物质之一。血液主要由营气和津液所组成，而营气和津液都是由水谷精微所化生，再经气化而变为血的。

血液的主要功能是对全身起营养和滋润作用。血液在脉管中循行，内至脏腑，外达皮肉筋骨，运行不息，灌溉周身，对全身各脏腑组织器官起着充分的营养和滋润作用。

关于津液

津液，是体内各种正常水液的总称，包括各脏腑组织器官的内在体液及正常的分泌液，如胃液、唾液、肠液、关节腔液等。一般来说，津的质地较清稀，流动性较大，多分布于体表皮肤、肌肉和孔窍，并能渗注于血脉，主要发挥滋润作用；液的质地较稠厚，流动性较小，多灌注于骨节、脏腑、脑、髓等组织，具有濡养和润滑作用。

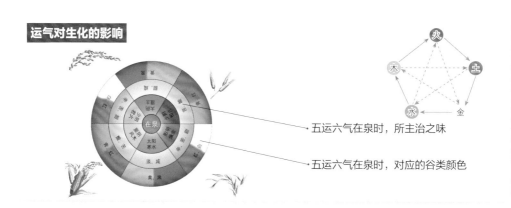

运气对生化的影响

五运六气在泉时，所主治之味

五运六气在泉时，对应的谷类颜色

什么是经络

经脉和络脉是经络系统的主体，由十二经脉、奇经八脉、十二经别、十五络脉、十二经筋、十二皮部共同组成。

经络的作用

1.联络脏腑

人体中的经络系统是一个纵横交错、沟通内外、联系上下的整体，它沟通人体中脏与脏、脏与腑、脏腑与五官之间的联系，从而使人体成为一个有机的整体。除此之外，人体中五脏六腑、四肢百骸及皮肉筋骨等组织，之所以能保持一种相对的平衡，完成正常的生理活动，也是依靠经络系统的联络沟通而完成的。

2.运行气血

经络还是人体气血运行的通道，气血只有通过经络系统，才能被输送到周身。气血是人体生命活动的物质基础，其作用是濡润全身组织器官，使人体完成正常的生理功能。

3.抵御外邪

由于经络系统的作用是运行气血，那么它就可以使营卫之气密布周身，尤其是随着散布于全身的络脉，而密布于皮部。卫气是一种具有保卫身体功能的物质，能够抵御外邪的入侵。外邪侵犯人体时往往先从皮毛开始，由表及里。这时，卫气就会首先发挥其抵御外邪、保卫身体的作用。

经络的应用

1.表明病理变化

因为经络系统是联络人体内外的通道，所以当人体患病时，经络则成为一个病邪传入的途径。当人体在患有某些疾病的时候，常常会在其经络循行线上出现明显的压痛、结节或条索状的反应物。此时，这些部位的皮肤色泽、形态、温度等也都会起一定的变化。那么，通过对这些变化的观察，就可以推断疾病的病理变化。

2.指导辨证

因为经络都有固定的循行路线以及所络属的脏腑和组织器官，所以根据体表部位发生的病理变化，就可以推断疾病的经络和病位所在。

3.指导治疗

因为经络内属脏腑，外络肢节，能阐释病理，所以在临床治疗时常根据经脉循行路线而选用体表某些俞穴，以疏通经气，调节人体脏腑气血功能，从而达到治疗疾病的目的。

十二经脉流注

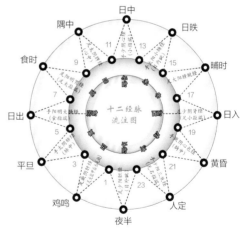

如上图所示，十二经脉气血是按照肺经→大肠经→胃经→脾经→心经→小肠经→膀胱经→肾经→心包经→三焦经→胆经→肝经→肺经⋯⋯依次流行不止、环周不休的。《黄帝内经》认为，当经脉脏腑发生病变时，正气常借该脏腑气血旺盛之时与邪气交争，正邪交争而病作，疾病在不同部位发作，则会有不同表现。

健康的身体由体质做主
气虚型体质

所谓气虚，是指人体中气不足，即人体本身元气的虚弱。气虚的人，身体各器官就像失去动力的机器，活动功能减弱，表现在外的，就是包括免疫、消化、内分泌等各系统生理功能的下降。

气虚型体质的人有一部分是先天因素，即一出生就具有这种体质。比如父母体弱，或婴儿早产，都会因先天禀赋不足而导致气虚体质。有研究表明，女性在 21~28 岁之间怀孕生育，产下的孩子身体最健壮，而 30 岁以后生的孩子较容易气虚。

气虚型体质的特征

性格内向，沉静，胆小，不喜欢冒险；情绪不稳定，容易出现精神抑郁等症状。

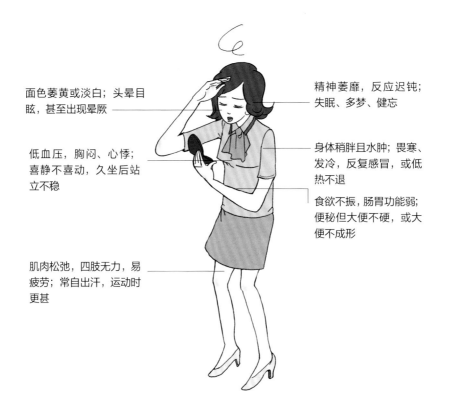

面色萎黄或淡白；头晕目眩，甚至出现晕厥

精神萎靡，反应迟钝；失眠、多梦、健忘

低血压，胸闷、心悸；喜静不喜动，久坐后站立不稳

身体稍胖且水肿；畏寒、发冷，反复感冒，或低热不退

食欲不振，肠胃功能弱；便秘但大便不硬，或大便不成形

肌肉松弛，四肢无力，易疲劳；常自出汗，运动时更甚

气虚型体质者易患疾病

面色苍白、气短心悸、四肢乏力、头晕、语声低微、动辄汗出等。

血虚型体质

血液担负着运送营养物质的责任，对五脏六腑及孔窍起着滋润和濡养作用。体质健康的人，血量充足，气血生发有力，全身各个器官都受到滋养，人体会呈现面色红润、皮肤毛发润泽有华、感觉活动灵活自如等健康特征。血虚型体质指人体血液亏虚，以脏腑、经络、形体血液供应不足为表现的一种体质。常表现为指甲颜色淡，面色苍白，四肢乏力，头晕，月经量少、色淡。

用脑过度也会引起血虚。有些人三十多岁就长了白头发，或者年纪轻轻就脱发谢顶。究其原因，是工作压力大，休息太少，用脑过度。

血虚型体质的特征

性格较内向，不善言辞，不张扬；畏缩胆小，不敢去尝试冒险，缺乏胆量和创新精神；对陌生的环境和人保持一定距离，不擅长交际。

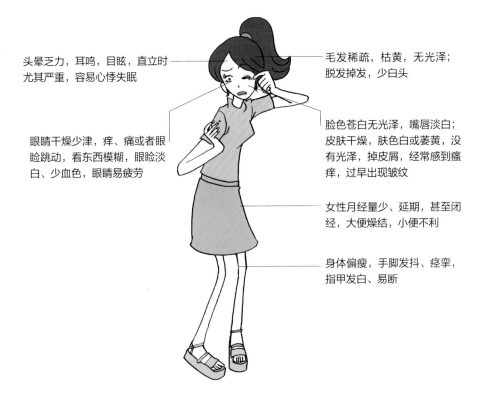

头晕乏力，耳鸣，目眩，直立时尤其严重，容易心悸失眠

毛发稀疏，枯黄，无光泽；脱发掉发，少白头

眼睛干燥少津，痒、痛或者眼睑跳动，看东西模糊，眼睑淡白、少血色，眼睛易疲劳

脸色苍白无光泽，嘴唇淡白；皮肤干燥，肤色白或萎黄，没有光泽，掉皮屑，经常感到瘙痒，过早出现皱纹

女性月经量少、延期，甚至闭经，大便燥结，小便不利

身体偏瘦，手脚发抖、痉挛，指甲发白、易断

血虚型体质者易患疾病

面黄肌瘦、失眠多梦、毛发枯少、头晕眼花、便秘、眼干、食欲不振、消化不良等。

阴虚型体质

津液作为"阴"的主要表现形式，其主要作用是供给和滋润人的五脏六腑。白天，阳气升腾，活跃于周身器官中，津液随着阳气的升腾来到人体各脏腑组织，起着营养和滋润的作用，使口不干、咽不痛、大便保持通畅。

阴虚型体质的人常出现阴液不足和阴虚生内热的证候，表现为形体消瘦，口燥咽干，两颧潮红，手足心热，潮热盗汗，心烦易怒，口干，舌干红、少苔，甚至光滑无苔。

阴虚型体质的特征

遇事容易情绪激动、心烦气躁；容易发脾气、与人吵架，缺乏耐性，夏天尤其如此。

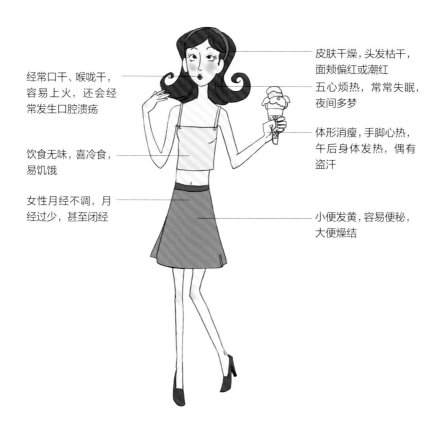

经常口干、喉咙干，容易上火，还会经常发生口腔溃疡

饮食无味，喜冷食，易饥饿

女性月经不调，月经过少，甚至闭经

皮肤干燥，头发枯干，面颊偏红或潮红

五心烦热，常常失眠，夜间多梦

体形消瘦，手脚心热，午后身体发热，偶有盗汗

小便发黄，容易便秘，大便燥结

阴虚型体质者易患疾病

慢性支气管炎、牙痛、咳嗽、习惯性失眠、便秘、痔疮、慢性咽炎、遗精等。

气滞型体质

气在人体内的运动称为气机。它的运动形式一共有四种——升、降、出、入。在脏腑中，气以不同的方式运行，在五脏（心、肝、脾、肺、肾）中，气主升，利于藏精；而在六腑（胆、胃、大肠、小肠、三焦、膀胱）中，则主降而藏化物。气在脏腑中的正常运行，即升、降、出、入顺畅有序，人的生命活动才得以维持正常。

气在体内的运行出现问题，不再协调进行的时候，称为气机不调或气机不畅。其中，有一种不调的现象就叫作气滞。那么什么是气滞呢？顾名思义，就是气在身体里的运行被阻滞了。气滞于脾，则胃纳减少，胀满疼痛；气滞于肝，则肝气横逆，胁痛易怒；气滞于肺，则肺气不清，痰多喘咳。

气滞型体质的特征

遇事易焦虑紧张；不乐观，常常情绪低落，感到沮丧；多愁善感，甚至会敏感多疑，忧愁不安。

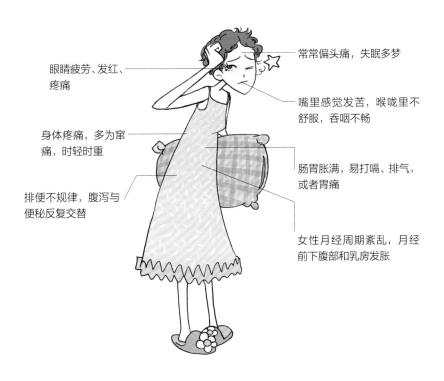

眼睛疲劳、发红、疼痛

常常偏头痛，失眠多梦

嘴里感觉发苦，喉咙里不舒服，吞咽不畅

身体疼痛，多为窜痛，时轻时重

肠胃胀满，易打嗝、排气，或者胃痛

排便不规律，腹泻与便秘反复交替

女性月经周期紊乱，月经前下腹部和乳房发胀

气滞型体质者易患疾病

食欲不振、经常打嗝排气、大便干燥、头晕、慢性胆囊炎、月经不调等。

瘀血型体质

瘀血型体质的形成原因可以与热、寒、气、血相关。如最常见的气滞血瘀就是因气而瘀，"气为血帅""血离其气，则血淤积而不流"，这就导致瘀血的发生。

为什么血液会出现循环不良的情况呢？中医认为，血液的运行是在阳气温煦作用的推动下进行的。若寒邪入血致使寒凝血滞，或情志不遂导致气瘀血滞，或津血亏虚导致血凝不行，或久病体虚、阳气不足，也无力推动血液的正常运行，这些都会导致瘀血症，形成瘀血型体质。这也是瘀血型体质者常出现身体疼痛的原因。

瘀血型体质的特征

是公认的"急性子"，没有耐心，遇到事情容易烦躁焦虑；有丢三落四的毛病，健忘，想着的事情一转眼就忘记。

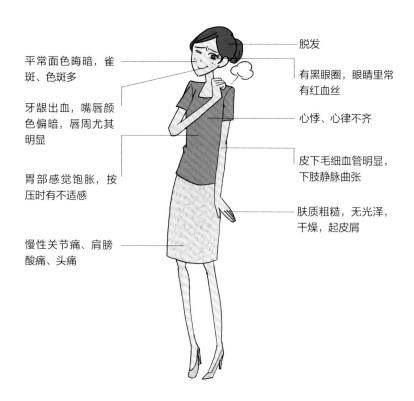

平常面色晦暗，雀斑、色斑多

牙龈出血，嘴唇颜色偏暗，唇周尤其明显

胃部感觉饱胀，按压时有不适感

慢性关节痛、肩膀酸痛、头痛

脱发

有黑眼圈，眼睛里常有红血丝

心悸、心律不齐

皮下毛细血管明显，下肢静脉曲张

肤质粗糙，无光泽，干燥，起皮屑

瘀血型体质者易患疾病

瘀血型腰痛、中风、肩周炎、高血压、静脉曲张、颈椎病、前列腺增生、痛经等。

痰湿型体质

如果吃了难消化的食物，这些食物堆积在脾胃，难以参与新陈代谢，长期累积就会形成痰湿。

没规律、没节制地饮食，或多吃油腻、不易消化的食物，久而久之，这些消化不掉的肥厚油腻食物便在体内转化为不被人体所吸收的病态津液，即"痰"。痰越积越多，身体便会觉得很沉重。这类人一方面表现出体形肥胖、身体壮硕，"小肚腩"一天比一天大；另一方面，又因脏腑组织不能得到足够的水谷精微之气充养，而出现身体易于疲劳倦怠，经常饥饿又爱吃东西的情况。于是，痰湿型体质的人往往陷入"肥胖→疲劳→饥饿→过食"的恶性循环。

痰湿型体质的特征

一般是脾气好的人，性格温和，从不乱发脾气；平时待人谦恭，性情沉稳，遇事从容镇定；做事有毅力，忍耐力强。

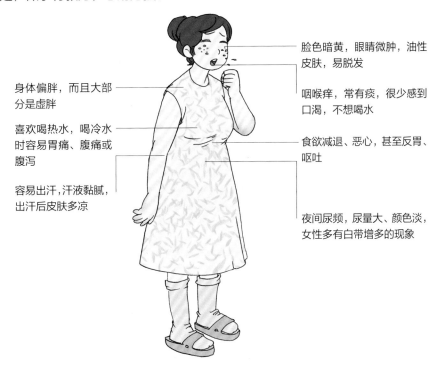

身体偏胖，而且大部分是虚胖

喜欢喝热水，喝冷水时容易胃痛、腹痛或腹泻

容易出汗，汗液黏腻，出汗后皮肤多凉

脸色暗黄，眼睛微肿，油性皮肤，易脱发

咽喉痒，常有痰，很少感到口渴，不想喝水

食欲减退、恶心，甚至反胃、呕吐

夜间尿频，尿量大、颜色淡，女性多有白带增多的现象

痰湿型体质者易患疾病

排尿不畅、口臭、咽痒咳痰、关节炎、水肿、肥胖、尿频、糖尿病、痛风等。

十四经脉全解析

　　十二经脉之间存在固定的连接顺序，经脉中的气血也按照同样的顺序在全身运行。气血运行起始于手太阴肺经，接手阳明大肠经，再接足阳明胃经，然后依次是足太阴脾经、手少阴心经、手太阳小肠经、足太阳膀胱经、足少阴肾经、手厥阴心包经、手少阳三焦经、足少阳胆经，最后接足厥阴肝经。整个十二经脉走完，为一个循环。

　　任脉和督脉相对来说比较特殊，它们不在十二经脉的循环体系中。任脉起于小腹内胞中，下出会阴部，经阴阜，沿腹部正中线向上经过关元等穴，到达咽喉部的天突穴；再向上在唇部左右分开，环绕上行，分别通过鼻翼两旁，最后上行至眼眶下的承泣穴，交于足阳明胃经。督脉也起于小腹内胞宫，下出会阴部，向后行于腰背正中至尾骶部的长强穴，沿脊柱上行，经项后部行至风府穴；进入脑内，沿头部正中线，上行至头顶百会穴，经前额沿鼻梁直线下行过人中沟，最后至齿正中的龈交穴。

　　了解经脉的运行交接顺序，有助于经络养生，可以更好地掌握疏通经络的方法。

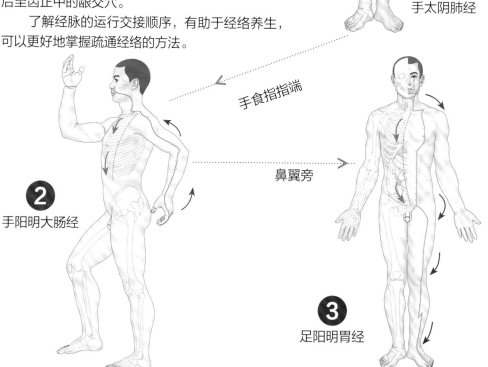

1 手太阴肺经

手食指指端

2 手阳明大肠经

鼻翼旁

3 足阳明胃经

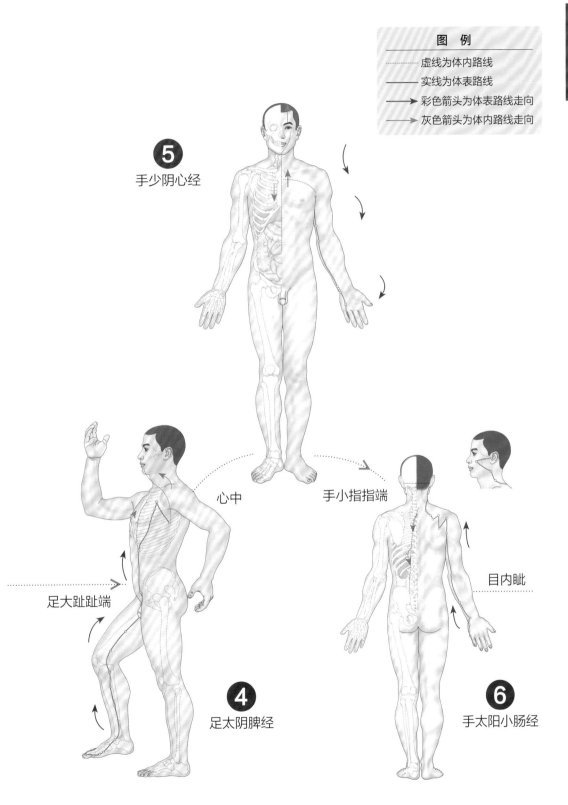

图　例

········ 虚线为体内路线

———— 实线为体表路线

———→ 彩色箭头为体表路线走向

———→ 灰色箭头为体内路线走向

5

手少阴心经

心中　　　　手小指指端

足大趾趾端

目内眦

4

足太阴脾经

6

手太阳小肠经

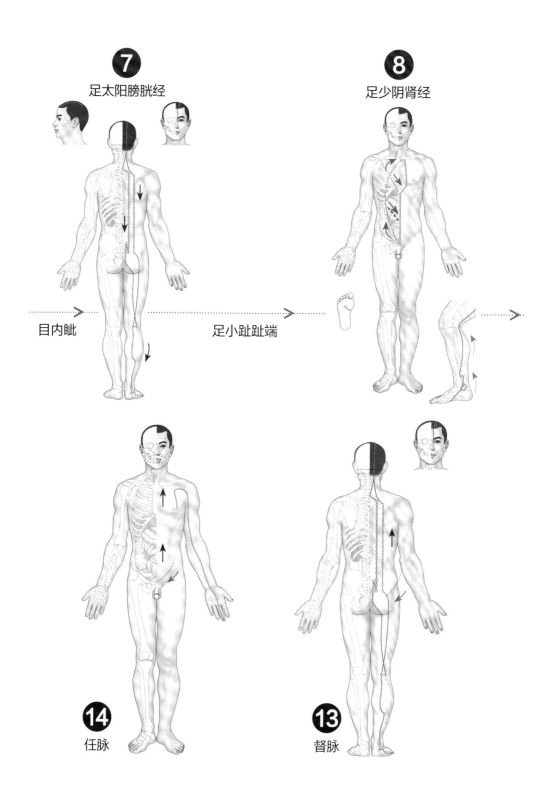

7 足太阳膀胱经

目内眦

足小趾趾端

8 足少阴肾经

14 任脉

13 督脉

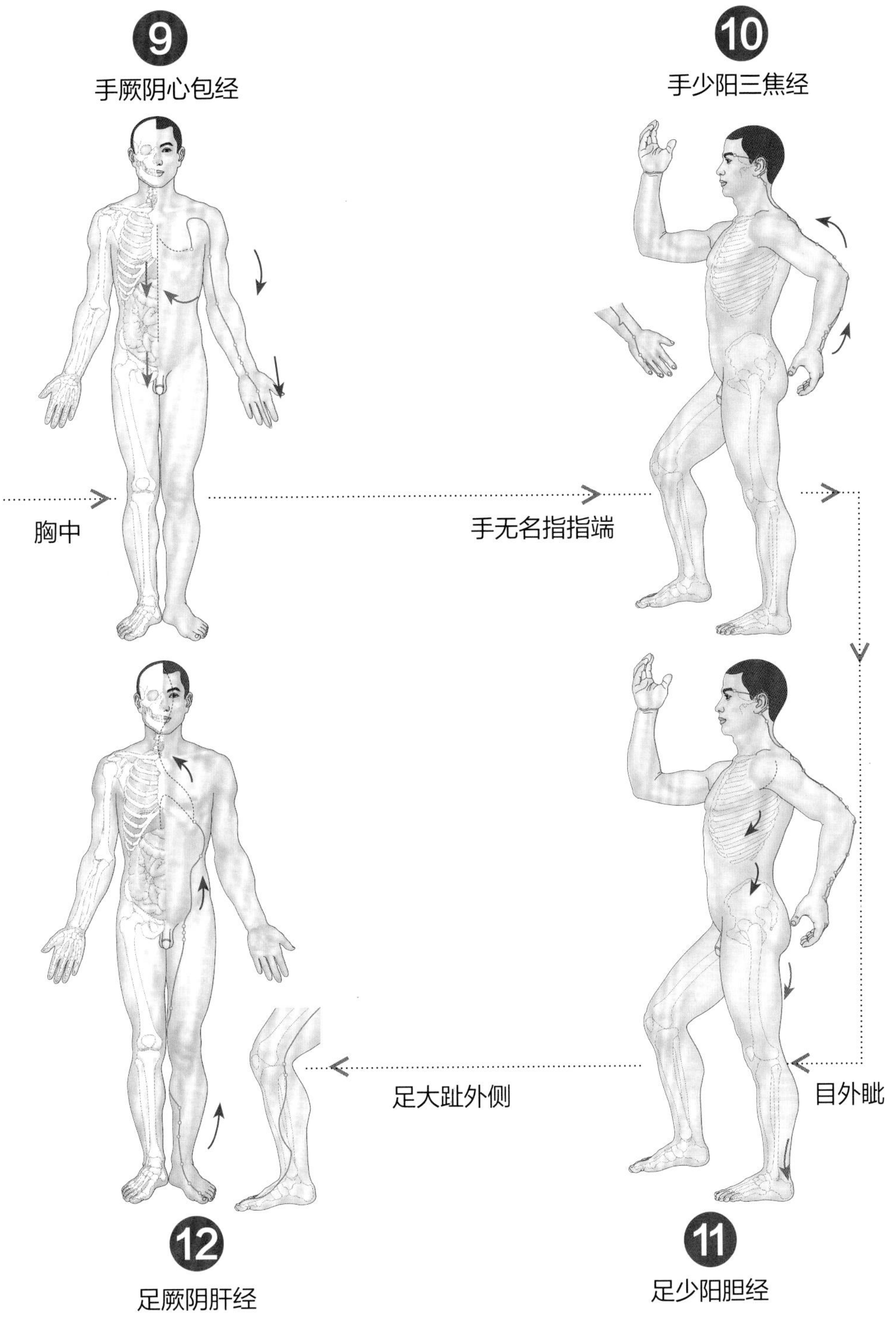

9

手厥阴心包经

胸中

手无名指指端

10

手少阳三焦经

足大趾外侧

目外眦

12

足厥阴肝经

11

足少阳胆经

穴位与取穴

脏腑、经络之气输注于体表的部位称作俞穴，又叫穴位、孔穴。大多分布在经络循行路线上，即使不在其上，也与经络有着密切关系，是针刺、按摩、艾灸等施术的常用部位。通过刺激俞穴和经络，沿着经络—内脏的相关路线，深及患者体内，以激发经气。让气至病灶发生感应，增强人体内在的抗病能力，调节人体平衡，以达到防治疾病的目的。

体表标志法

根据人体体表各种标志（如凹陷、突起、缝隙、皱纹等）而取定穴位的方法，又称"自然标志定位法"。自然体表标志有固定与活动之别，又分为固定标志取穴法与活动标志取穴法。

1.固定标志

指参照人体不受活动影响、固定不移的标志取穴的方法，如五官、毛发、指甲、乳头、肚脐以及骨节突起和凹陷、肌肉隆起等部位。

2.活动标志

指根据做相应的动作姿势才会出现的标志取穴的方法，如皮肤的褶皱、肌肉凹陷部、关节间隙等。

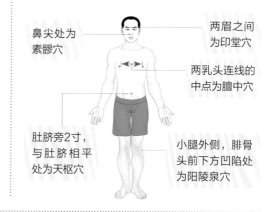

鼻尖处为素髎穴

两眉之间为印堂穴

两乳头连线的中点为膻中穴

肚脐旁2寸，与肚脐相平处为天枢穴

小腿外侧，腓骨头前下方凹陷处为阳陵泉穴

手指比量法

以患者的手指作为标准尺度来量取穴位的方法，又称"手指同身寸定位法"。在自我施治时，用自己的手指比量更符合折算的要求，取穴更加精确，避免了施治人的手指尺度与被治人的手指尺度不一样的情况。手指比量法有三种，其适用范围各不相同。

1. 中指同身寸

这是手指比量法中较常用的方法之一。中指弯曲时，中节内侧两端指横纹之间的距离为1寸。适用于四肢部取穴的直寸和背部取穴的横寸。

2. 拇指同身寸

拇指第1关节的横度为1寸。适用于四肢部取穴的直寸。

3. 横指同身寸

又称"一夫法"。食指、中指、无名指和小指并拢，以中指第2节横纹线处、四横并拢后的横度为"一夫"，四指宽度为3寸。适用于下肢、腹部和背部取穴的直寸。

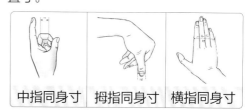

| 中指同身寸 | 拇指同身寸 | 横指同身寸 |

常用骨度分寸表

骨度分寸法：将人体各部位分成若干等份，每一等份为1寸作为量取穴位的标准。

部位	起止点	分寸	说明
头颈部	前发际至后发际	12寸	用在头部、前额部及后颈部的直寸。当头发稀少，前、后发际不清楚时，可从眉心至颈后最高的第7颈椎下缘作18寸。其中，眉心至前发际为3寸，后发际至第7颈椎棘突下缘为3寸
	前发际至眉心	3寸	
	后发际至第7颈椎棘突	3寸	
	前额两发角之间	9寸	
胸腹部	两乳头之间	8寸	女性可取两锁骨中点之间的距离作8寸，用在胸腹部
	胸剑联合中点至脐中	8寸	用在上腹部，剑突折作0.5寸
	脐中至耻骨联合上缘	5寸	用在下腹部
背腰部	肩胛骨内缘至脊柱正中	3寸	用于背部
	第7颈椎至尾骶	15寸	用于腰骶部
上肢	腋前横纹至肘横纹	9寸	用在上臂内外侧
	肘横纹至腕横纹	12寸	用在前臂内外侧
下肢	股骨大转子至腘横纹	19寸	用于大腿
	腘横纹至外踝尖	16寸	用于下肢前、外后侧
	耻骨联合上缘至股骨内上髁上缘	18寸	用于大腿
	胫骨内侧髁上缘至内踝尖	13寸	用于下肢内侧
	臀横纹至腘横纹	14寸	用于大腿
	外踝尖至足底	3寸	用于下肢后侧

其中胸腹部"说明"栏另注：胸部及胁肋部直寸取穴，一般根据肋骨计算。每肋骨折作1寸6分

背腰部"说明"栏另注：背部直寸以脊柱间隙为取穴根据

骨度分寸法又叫"分寸折量法"，这种方法是按照人体比例计算的，因此不论患者为成人、儿童或高矮胖瘦，均可适用。

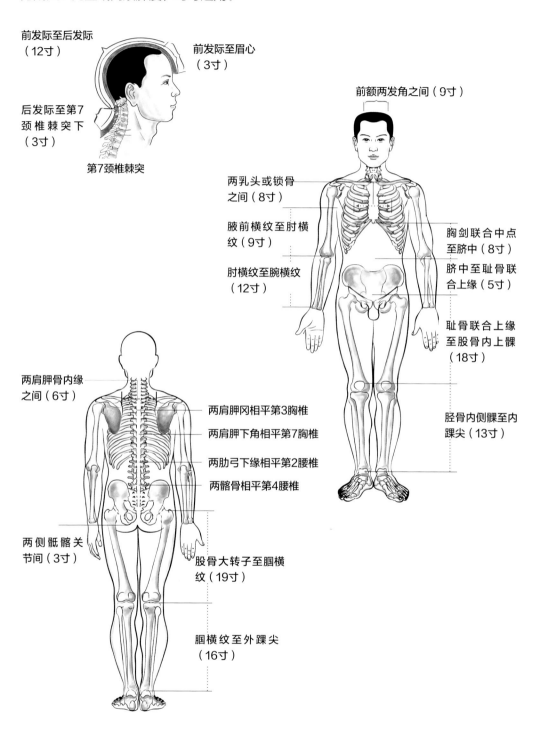

前发际至后发际
（12寸）

前发际至眉心
（3寸）

后发际至第7
颈椎棘突下
（3寸）

第7颈椎棘突

前额两发角之间（9寸）

两乳头或锁骨
之间（8寸）

腋前横纹至肘横
纹（9寸）

肘横纹至腕横纹
（12寸）

胸剑联合中点
至脐中（8寸）

脐中至耻骨联
合上缘（5寸）

耻骨联合上缘
至股骨内上髁
（18寸）

两肩胛骨内缘
之间（6寸）

两肩胛冈相平第3胸椎

两肩胛下角相平第7胸椎

两肋弓下缘相平第2腰椎

两髂骨相平第4腰椎

胫骨内侧髁至内
踝尖（13寸）

两侧骶髂关
节间（3寸）

股骨大转子至腘横
纹（19寸）

腘横纹至外踝尖
（16寸）

中医防病有窍门

中医学历来重视对疾病的预防，即在没有生病时采取一定的养生方法以提高身体免疫力，这是中医的防病养生精髓。人体抗邪能力与正气的强弱密切相关，调养正气是提高抗邪能力的关键。增强体质，要注意调摄精神、锻炼身体、饮食起居有常和使用适当的药物预防等方面。

未病时要注意预防

1.调适精神

突然强烈或反复、持续的精神刺激，可使人体气机逆乱，气血、阴阳失调而发病。在发病过程中，情绪波动又能使疾病恶化。而心情舒畅、精神愉快，则气机调畅，气血调和，有利于恢复健康。

2.调养形体

要保持身体健康，益寿延年，就应顺应自然变化规律。对于饮食起居和劳逸进行适当的节制与安排，即生活规律要正常，饮食要有节制，则可维持正气之充盛，从而减少疾病的发生。反之，若生活起居没有规律，饮食劳逸没有节制，就会影响身体健康，减弱身体的抗病能力，从

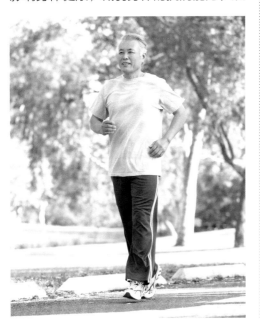

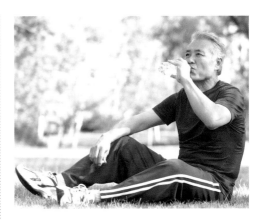

而导致疾病的发生。生命在于运动，健康在于锻炼。运动是健康之本，经常锻炼身体，是增强体质、减少或防止疾病发生的一项重要措施。

3.药物预防

家中常备一些中药可以预防疾病。如用贯众、板蓝根或大青叶预防流行性感冒；用茵陈、栀子预防病毒性肝炎；用马齿苋叶预防痢疾等。

生病后要防止病情加重

疾病的发展和演变往往是由表及里，由浅入深，直至完全侵犯内脏，使病情愈来愈复杂、深重，治疗也就愈加困难。因此，在防治疾病的过程中，一定要做到早期诊断，并接受有效的治疗，才能防止其继续发展。

不同疾病有着不同的发展规律和传变途径，在防治疾病过程中，如果掌握了这些规律及其传变途径，就可有效防止疾病的传变。

疾病是正邪斗争的结果

疾病的发生，是人体在某种致病因素的作用下，致使阴阳、气血失调，脏腑、经络等生理活动发生异常的结果。

发病的基本原理

正气不足是疾病发生的内在因素。脏腑功能正常，气血旺盛，卫表固密，则病邪不易侵害人体；相反，在人体正气相对虚弱的情况下，身体脏腑组织功能及对疾病的防御、斗争和修复能力低下，邪气方能乘虚入侵人体，使脏腑组织的阴阳、气血功能失调，从而引发疾病。

正邪斗争的胜负决定发病与否。疾病的发生是在一定条件下正邪相争的结果，如病邪入侵，正气充足，则驱邪外出，人体不受邪气的侵害，即不发病。若病邪入侵，正气虚弱，抗邪无力，邪气得以入侵，造成阴阳、气血失调，则会引起疾病的发生。

影响发病的因素

1.体质因素

体质强盛者不易感邪发病，或感邪后表现为实证；体质虚弱者易感邪发病，发病后表现为虚证或虚实夹杂证。如阳虚或阴盛体质者，感邪后多反映为寒性病理变化，形成虚寒证或实寒证；阴虚或阳盛体质者，感邪后多反映为热性病理变化，形成虚热证或实热证。

2.精神状态

精神状态好，情志舒畅，气机通畅，气血调和，脏腑功能旺盛，则正气强盛，邪气难以入侵，或虽受邪，也易康复。不良的精神状态，则致人体气机逆乱，气血失调，脏腑功能失常，从而使人体容易受到邪气的侵害而发病。

3.环境因素

通常由于气候的变化、地域的差异、生活及工作环境的改变等因素，使人与环境协调的关系遭到破坏，从而导致病理反应的出现。

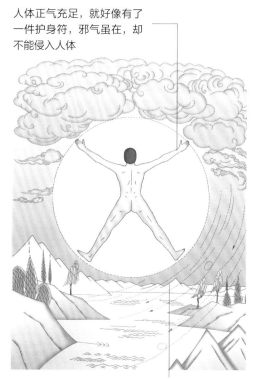

人体正气充足，就好像有了一件护身符，邪气虽在，却不能侵入人体

风、寒、暑、湿、燥、热是自然界中的正常现象，也是使人体发病的六种主要因素，被称为"六淫"

外界的风、雨、寒、热等邪气能使人体发病，是由于人体正气不足在先。

要想防御疾病，最好的做法就是保持良好的心情，保证身体营养充足，加强锻炼以强健身体。

地理环境影响疾病发生

不同地区的人，由于其生活习惯不同、所处环境不同，引起的疾病也是不同的。

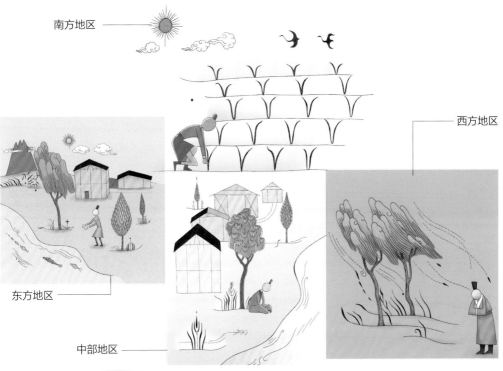

南方地区

西方地区

东方地区

中部地区

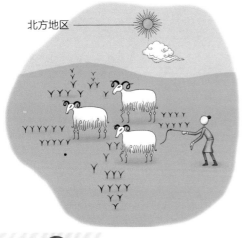

北方地区

南

东

    东方 气候温和，人们生活安定，以鱼盐为美食，肌腠疏松。易发痈疡一类疾病。

    西方 多沙石，风沙多，水土之性刚强，人们多食肥美多脂的肉类。易患饮食、情志类疾病。

    南方 阳气旺盛，地势低凹潮湿。人们喜食酸味及发酵类食品。易患肢体麻痹、脏寒、腹泻等疾病。

    北方 地理位置高，气候寒冷，人们多食用乳类食物。易患胀满一类疾病。

    中部 地势平坦且气候湿润，物产丰富，生活比较安逸。多患四肢萎弱、厥逆、寒热一类疾病。

注：古代的方位图和我们现在的地图方位是相反的。

25

中医的切诊之术

望、闻、问、切是中医诊断疾病的方法，合称四诊。其中，切是指切诊，即用手触按病人身体，以了解病情的一种方法。最常见的切诊是切脉，又称诊脉。

诊脉断病

诊脉是通过按触人体不同部位的脉搏，以体察脉象变化的切诊。医生主要掌握脉诊的时间、患者的体位，每次把脉的时间，以每侧脉搏跳动不少于 50 次为限；同时要了解健康人脉象的变化情况，才能正确地进行脉诊。

脉诊的原理

脉象的形成与脏腑气血密切相关，若脏腑气血发生病变，诊脉就会受到影响，脉象就会有所变化。而脉象的变化与疾病的病位、性质和邪正盛衰相关，病位浅在表则脉浮，病位深在里则脉沉；疾病性质属寒则脉迟，属热则脉数；邪气盛则脉实，正气虚则脉虚。脉诊在临床上，可用于推断疾病的预后。如久病脉缓，是胃气渐复、病情向愈之兆；久病脉洪，则多属邪盛正衰之危候。外感热病，热势渐退，脉象出现缓和，是将愈之候；若脉急数，心情烦躁，则为病进之候。

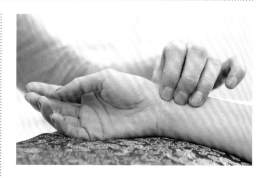

脉诊的方法

1.遍诊法

切脉的部位有头、手、足三部（每部又分天、地、人三候）。

2.三部脉诊法

即察人迎、寸口、跌阳三部脉。其中以寸口候十二经，以人迎、跌阳分候胃气，也可加上足少阴经（太溪穴）以候肾。

3.寸口诊法

即诊察腕后桡动脉所在部位。

遍诊法和三部脉诊法已很少采用，只在危急的病症和两手无脉时才诊察人迎、跌阳、太溪穴，以确定胃气、肾气的存亡。

脉象

脉象是指医生用手指感觉出来的脉搏形象，它包括动脉搏动显现部位的深浅、速率的快慢、强度的大小、节律的均匀与否等。古代文献所记载的常用脉象有二十多种，如浮、沉、迟、数、滑、涩、虚、实、濡、芤、缓、弱、结、代、促、紧、弦、洪、细、微等。

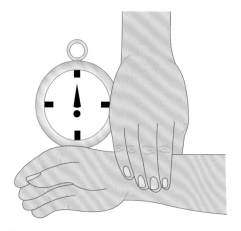

五种基本脉象

切脉是中医诊断疾病的重要途径，医生就是靠感知脉搏的微小变化来诊断疾病的。根据脉搏跳动时的形态，可以将脉搏分为以下几种基本脉象：

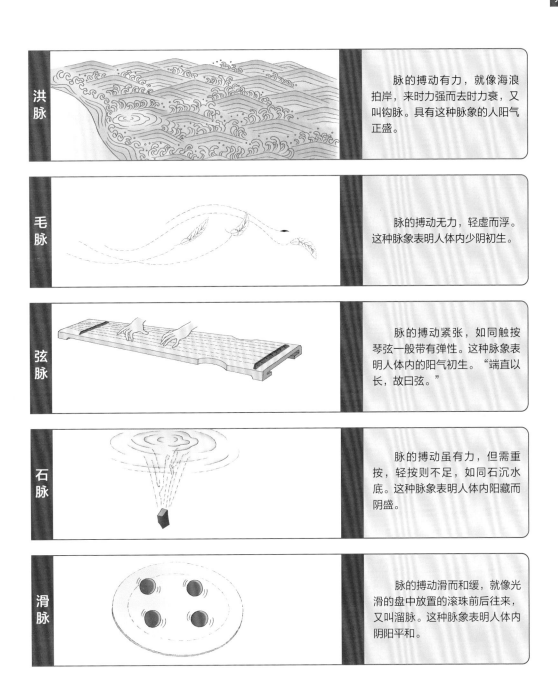

洪脉　脉的搏动有力，就像海浪拍岸，来时力强而去时力衰，又叫钩脉。具有这种脉象的人阳气正盛。

毛脉　脉的搏动无力，轻虚而浮。这种脉象表明人体内少阴初生。

弦脉　脉的搏动紧张，如同触按琴弦一般带有弹性。这种脉象表明人体内的阳气初生。"端直以长，故曰弦。"

石脉　脉的搏动虽有力，但需重按，轻按则不足，如同石沉水底。这种脉象表明人体内阳藏而阴盛。

滑脉　脉的搏动滑而和缓，就像光滑的盘中放置的滚珠前后往来，又叫溜脉。这种脉象表明人体内阴阳平和。

面诊断病

面诊是指透过面部反射区观察脏腑疾病与健康状况的诊法，即医生运用望、闻、问、切的诊断方法来对面部整体及五官进行观察，从而判断人体全身与局部的病变情况。通过对面部形态、颜色、皮肤、斑点分布等方面的观察，从而得知脏腑、经络、气血功能的状态。简而言之，就是"看五官，观气色，辨脏腑之病"。

根据脏象学说的理论，内在的五脏，各自与外在的五官七窍相连，它是人体与外界相互联系的通道。所谓五官，是指眼、鼻、口、舌和耳，它们是五脏与之相连的感受器。七窍，是指头面部的七个孔窍，即两只眼睛、两只耳朵、两个鼻孔和口。五脏的精气通于七窍，头面部能直接地反映身体的状况。因此，每当人体有潜在的病症时，头面部就会相应地出现一些变化。

面色与疾病

面色浮是色显于皮肤之间，主病在表；沉是色隐于皮肤之内，主病在里。初浮后沉是病自表入里，初沉后浮是病由里出表。

面色清是清而明，其色舒，主病在阳；浊是浊而暗，其色惨，主病在阴。自清而浊，是阳病转阴，其病加重；自浊而清，是阴病转阳，病在好转。

面色微是颜色浅淡，主正气虚；甚是颜色深浓，主邪气盛。微者不及，甚者太过。自微而甚，则先虚而后实；自甚而微，是先实而后虚。

面色散者疏离，其色开，主病近将解；抟者壅滞，其色闭，主病久渐聚。先散后抟，病虽近而渐聚；先抟后散，病虽久而将解。

面色润泽是气色润泽，主生；夭是气色枯槁，主死。将夭而渐泽者，是精神来复；先泽而渐夭者，是气血益衰。

《黄帝内经》中的面部诊法

在中医面诊方面，《黄帝内经》无疑是具有典范意义的著作，它不仅为后世提供了经络理论、脏腑理论、窍脏相应理论、脏腑身形理论等重要理论，还记载了很多实用的诊治方法。

1.面部整体诊法

特别注重色诊	在论察色的总述中说："五色各见其部，察其浮沉，以知浅深；察其泽夭，以观成败；察其散抟，以知远近；视色上下，以知病处。"
	根据面色推断疾病的性质时，则有"五脏六腑固尽有部，视其五色，黄赤为热，白为寒，青黑为痛"之言

2.面部分部诊法

具体分诊法及特殊诊法	面部脏腑配位诊法方面，就有五官五脏分诊法、五方五脏分诊法、明堂脏腑肢节配位分诊法等方法
	五形人体质诊法、三庭寿夭诊法、颧骨诊法、面王诊法等都各有不同的应用原则
	其他特殊诊法，如黄疸病诊法、面部水肿病诊法、睛明诊法等

五行人常患疾病

中医根据人的性格特征、身体形态、对疾病的耐受能力等，结合五行学说，将人分为木形人、火形人、土形人、金形人、水形人五种类型。

木形人

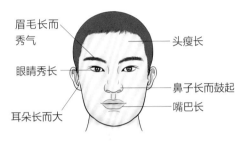

眉毛长而秀气
头瘦长
眼睛秀长
鼻子长而鼓起
嘴巴长
耳朵长而大

　　木形人　比较容易患肝、胆、头、颈、四肢、关节、筋脉、眼、神经等方面的疾病。

火形人

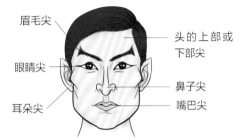

眉毛尖
头的上部或下部尖
眼睛尖
鼻子尖
耳朵尖
嘴巴尖

　　火形人　比较容易患小肠、心脏、肩、血液、月经、脸部、牙齿、腹部、舌部等方面的疾病。

土形人

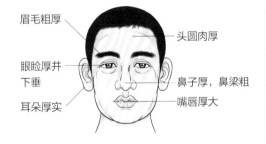

眉毛粗厚
头圆肉厚
眼睑厚并下垂
鼻子厚，鼻梁粗
耳朵厚实
嘴唇厚大

　　土形人　比较容易患脾、胃、胸肋、背、肺、大肠等方面的疾病。

金形人

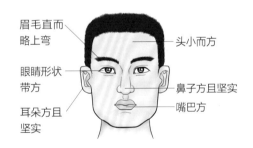

眉毛直而略上弯
头小而方
眼睛形状带方
鼻子方且坚实
耳朵方且坚实
嘴巴方

　　金形人　比较容易患大肠、肺、脐、肝、皮肤、肛门、鼻、气管等方面的疾病。

水形人

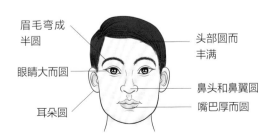

眉毛弯成半圆
头部圆而丰满
眼睛大而圆
鼻头和鼻翼圆
耳朵圆
嘴巴厚而圆

　　水形人　比较容易患肾、膀胱、足、头、肝、阴部、腰部、耳、子宫等方面的疾病。

手诊断病

手与人体内脏、经络和神经都有着密切联系，而各种疾病与内脏器官也有一定联系。所以，如果体内有潜在的病理变化时，不论是早期的、中期的，还是晚期的，都会或隐或显地在手上反映出来，从而给我们观察时提供诊断依据。具体到掌纹，它的形状由遗传决定，一般比较稳定，但当其受到环境因素的影响时，就会发生改变，从而提醒我们身体正在悄悄地发生变化。

人类的双手蕴藏许多秘密，观察手就可以探知这些未知的内容。传统中医学认为，手是阴阳经脉气血交合的部位。其中经络学说认为，手部共有六条经络通过。这些经络与全身的脏腑相应、气血相通，当脏腑、气血发生病变时，手的形态、色泽、络脉等也会出现相应变化。所以观察双手，就可以及早发现体内已经或正在发生的病变。两千多年前的《黄帝内经》就认为人体的局部和整体具有辨证统一的关系，即身体每一个部分都与全身的脏腑、经络等密切相关。因此在诊病时，通过观察手掌、五官等，就可以了解人体的健康状况。

手诊是运用视觉和触觉的途径，依据手上不同部位的征象，进行疾病的预测、诊查、治疗，以了解人体健康或疾病状况的一种特殊诊断方法。它通过对掌纹、指甲等各方面的观察，全面搜集诊断依据，以中医理论为指导，以全息医学为基础，中西医结合运用，动态而直观地揭示人体状况的发展趋向，从而为保健治疗提供客观而丰富的诊断资料。

掌纹与诊病

掌纹的形成和变化与手部的神经系统和血液循环有着密切的关系。手掌是末梢神经的集中区，感觉灵敏，大脑的思维反应直接调动着手的活动，丰富的末梢神经活动对掌纹的变化有着不可忽视的影响。

手部的微循环丰富而密集，大量人体生物电信息和非生物电信息都聚集在手部。手部的微循环是否通畅，直接影响到掌纹的变化。除此之外，掌纹还受到经络穴位的影响。虽然掌纹不是按照经络穴位来分布的，但手部是经络循行的集中区，所以掌纹不可避免地会受其影响。而经络又反映着人体各个部位的健康状况，所以掌纹的变化预示着人体健康的发展变化。

指甲与诊病

脏腑器官的变化，会相应地反映到指甲上。只要时常注意观察指甲上的微妙变化，就可以预测身体的健康状况。双手十指指甲反映的疾病既有相同点，也有不同点，并且存在一定的规律性。一般来说，拇指指甲多反映头部、颈部病变；食指指甲反映头部以下、膈肌以上区域的病变；中指指甲反映膈肌以下至脐以上区域的病变；无名指指甲反映脐以下至二阴之上区域的病变；小指指甲反映二阴以下以及下肢的病变。

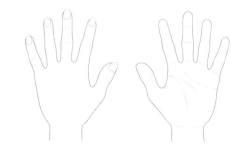

手部脏腑对应图

手与人体内脏有着密切联系，体内有潜在的病理变化时，不论是早期的、中期的，还是晚期的，都会或隐或现地在手上反映出来。

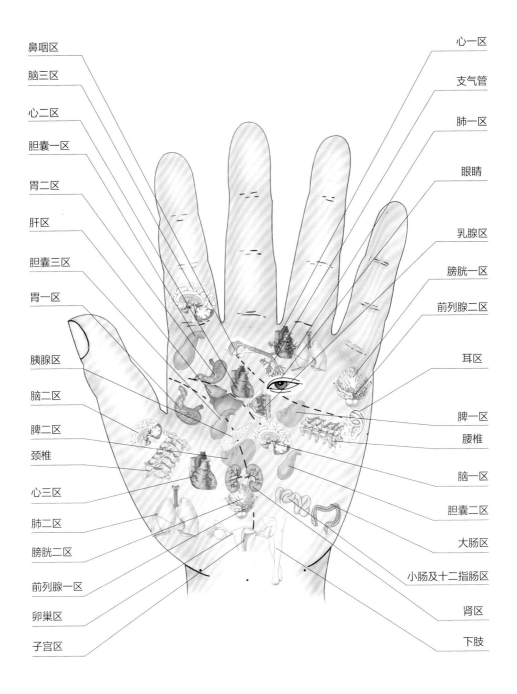

鼻咽区
脑三区
心二区
胆囊一区
胃二区
肝区
胆囊三区
胃一区
胰腺区
脑二区
脾二区
颈椎
心三区
肺二区
膀胱二区
前列腺一区
卵巢区
子宫区

心一区
支气管
肺一区
眼睛
乳腺区
膀胱一区
前列腺二区
耳区
脾一区
腰椎
脑一区
胆囊二区
大肠区
小肠及十二指肠区
肾区
下肢

中医治疗的常用体位: 坐位和卧位

医生在进行中医治疗时（如艾灸、按摩、拔罐、刮痧），都要根据需要选择一定的体位，再进行施治。常用的体位有坐位和卧位。

常用的坐位有仰靠坐位、侧伏坐位、俯伏坐位三种。

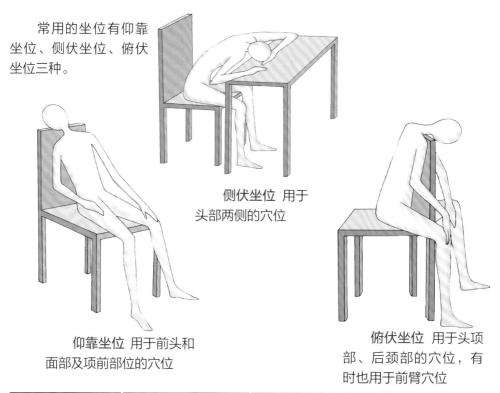

侧伏坐位 用于头部两侧的穴位

仰靠坐位 用于前头和面部及项前部位的穴位

俯伏坐位 用于头项部、后颈部的穴位，有时也用于前臂穴位

体位		具体要求	适用部位	说明
坐位	仰靠坐位	患者坐在软椅上，在其后颈部放一软垫，患者头后仰，以便暴露施治部位	用于前头和面部及项前部位的穴位	
	侧伏坐位	患者侧身坐在桌前，桌上放一软枕，患者侧伏在软枕上，以便手臂和头侧保持舒适，同时暴露施治部位	用于头部两侧的穴位	①将上肢放于高度适宜的桌上仰掌，适用于手臂内侧穴位 ②将上肢放在桌上，可以屈肘或立掌，适用于手臂上缘及外侧穴位
	俯伏坐位	患者坐在桌前，桌上放一软枕，患者俯伏在软垫上或用双手托住前额，同时暴露施治部位	用于头项部、后颈部的穴位，有时也用于前臂穴位	

体位正确，是准确取穴、便于操作、提高疗效的保证。常用的卧位有仰卧位、侧卧位、俯卧位三种。

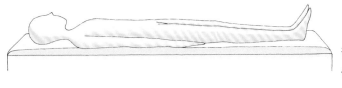

仰卧位 用于面部、颈部、胸部、腹部、上肢掌侧、下肢前侧和手足背等穴位

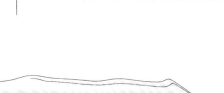

侧卧位 用于头面两侧或胸腹两侧部位的穴位

俯卧位 用于后头、后颈、肩部、背部、腰部、骶部、臀部、下肢后侧和足底部等穴位

体位		具体要求	适用部位	说明
卧位	仰卧位	平躺，上肢平放，下肢放直，或微屈，全身放松，同时暴露施治部位	用于面部、颈部、胸部、腹部、上肢掌侧、下肢前侧和手足背等穴位	①当仰卧时，腹部穴位需要施治，应当屈膝或在腋窝下放一个厚垫，以便放松腹部肌肉 ②当要对手臂内侧穴位施治时，可以仰掌 ③当要对手臂外侧穴位施治时，可以立掌或将两上肢屈曲放于胸前，以便暴露屈肘后的上肢掌侧和背侧穴位
	侧卧位	非施治部位在下，侧卧，上肢放在胸前，下肢伸直，同时充分暴露施治部位	用于头面两侧或胸腹两侧部位的穴位	
	俯卧位	俯卧，在胸前放一软枕，内收两上肢，以便背部肌肉舒展、平坦，同时充分暴露施治部位	用于后头、后颈、肩部、背部、腰部、骶部、臀部、下肢后侧和足底部等穴位	

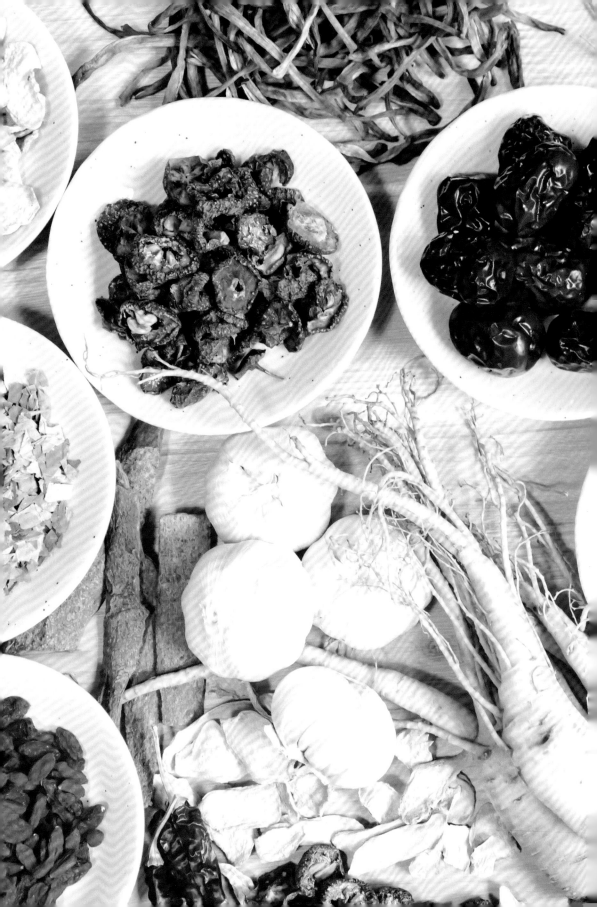

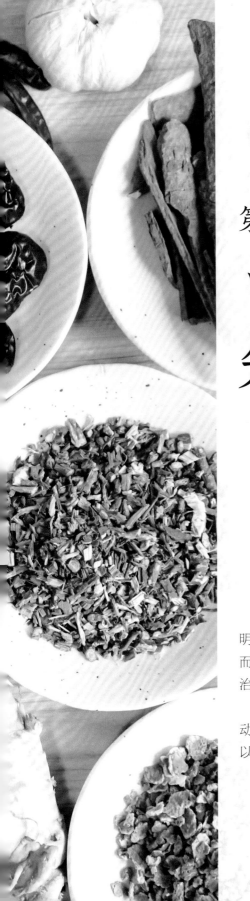

第二章

中药常识
知多少

　　以中国传统医药理论指导采集、炮制、制剂，说明作用机理，指导临床应用的药物，统称为中药。简而言之，中药是指在中医理论的指导下，用于诊断、治疗、预防疾病，并具有康复与保健作用的物质。

　　中药主要来源于天然药及其加工品，包括植物药、动物药、矿物药及部分化学、生物制品类药物。中药以植物药居多，故有"诸药以草为本"的说法。

中药的起源与发展

中药的发现和应用以及中药学的产生、发展，和中医学一样，都经历了极其漫长的实践过程。

在原始时期，我们的祖先难免会因误食而中毒；同时也可能因偶然吃了某些植物，使原有症状得以缓解，甚至消除。他们经过无数次的反复试验，逐步积累了辨别食物和药物的经验，这就是早期植物药的发现。

我国药学发展很早，正式的文字记载可追溯到西周时期。《黄帝内经》的问世，奠定了我国医学发展的理论基础，对中药学的发展产生了巨大的影响。

秦汉时期，西域的药材输入内地，丰富了本草学的内容。现存最早的本草专著《神农本草经》，全书载药 365 种，其中植物药 252 种、动物药 67 种、矿物药 46 种，按药物功效的不同，分为上、中、下三品。

南朝医药学家陶弘景在《神农本草经》的基础上，又增加汉魏以来名医的用药经验，撰成《本草经集注》一书，对魏晋以来三百余年间中药学的发展做了全面总结。南朝刘宋时代雷敩的《雷公炮炙论》是我国第一部炮制专著，该书系统地

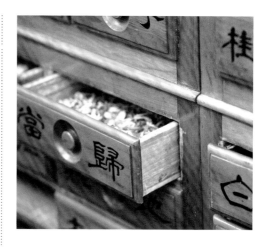

介绍了 300 种中药的炮制方法。

进入唐代，朝廷组织编写了《新修本草》。此书图文并茂，开了世界药学著作的先例，也是世界上最早公开颁布的药典。此后，朝廷组织搜集《新修本草》所遗漏的药物，又编写成《本草拾遗》。至五代，韩保昇也以《新修本草》为蓝本，编成《蜀本草》。

宋元时期，对药材的功效认识深化，炮制技术有所改进，成药应用得到推广，药学发展呈现蓬勃的局面。这一时期的代表作有《开宝重定本草》《饮膳正要》等。

到了明代，最值得一提的就是李时珍撰写的《本草纲目》。该书全面总结了明代以前的药性理论内容，保存了大量医药文献。其百病主治药，既是临床用药的经验总结，也是将药物按功效、主治病症分类的重要参考依据。

在《本草纲目》的影响下，清代研究本草之风盛行。医学家进一步补充修订了《本草纲目》的不足。清代专题类本草门类齐全，其中也不乏佳作。

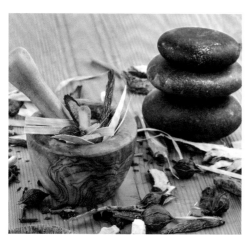

不同中药，不同采收

中药的采收时节和方法与药物的质量有着密切的关联。不同的植物药、动物药及矿物药，采收方法各不相同。

全草

大多数在植物枝叶茂盛、花朵初开时采集，从根以上割取地上部分，如需连根入药的则可拔起全株。

叶类

通常在花蕾将要绽放或正盛开的时候采收，此时叶片茂盛、性味完全、药力强劲，最适宜采收。有些特定药物如桑叶，则需在深秋经霜后采集。

花、花粉

花类药材，一般采收未开放的花蕾或刚开放的花朵，以免香味散失、花瓣散落而影响质量。对花期短的植物或花朵次第开放者，应分次及时摘取。至于蒲黄之类以花粉入药者，则需在花朵盛开时采集。

果实、种子

果实类药物除青皮、枳实、覆盆子、乌梅等少数药材要在果实未成熟时采收果皮或果实外，一般都在果实成熟时采收。以种子入药的，通常在种子完全成熟后采集。有些既用全草又用种子入药的，可在种子成熟后割取全草，将种子打下后分别晒干贮存。有些种子成熟时易脱落，或果壳易裂开而使种子散失者，则应在种子刚成熟时采集。容易变质的浆果，最好在种子略熟时于清晨或傍晚时分采收。

根、根茎

一般以春初或秋末，即阴历二月、八月采收为佳，早春及深秋时，植物的根茎中有效成分含量较高，此时采集则产量和质量都较高。但也有少数例外，如半夏、太子参、延胡索等则要在夏天采收。

树皮、根皮

在春、夏时节，植物生长旺盛，植物体内浆液充沛时采集，则药性较强，疗效较高，并容易剥离，如黄柏、杜仲、厚朴等。另有些植物的根皮则以秋后采收为宜，如牡丹皮、苦楝皮、地骨皮等。

动物昆虫类药材

为了保证药效，也必须根据其生长规律及季节采集。

矿物类药材

全年皆可采收，不拘时间，择优采选即可。

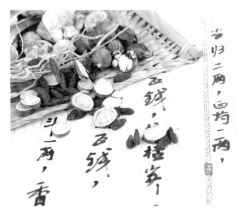

37

炮制中药讲火候

为了充分发挥中药防治疾病的作用，并克服某些毒副反应，保证安全有效，在使用中药材前，必须根据病情和实际需要，采用不同的方法对中药材进行炮制处理。

修制

1.纯净药材

借助一定的工具，用手工或机械的方法，如挑、筛、簸、刷、刮、挖、撞等方法，去掉泥土杂质、非药用部分及药效作用不一致的部分，使药物清洁纯净。这是原药材加工的第一道工序。

2.粉碎药材

以捣、碾、研、磨、镑、锉等方法，使药材粉碎并达到一定的粉碎度，以符合制剂和其他炮制的要求，便于药材有效成分的提取和利用。

3.切制药材

使用刀具，采用切、铡的方法将药材切成片、段、丝、块等，使药材有效成分易于溶出，并便于进行其他炮制，也利于干燥、贮藏和调剂时称量。

水制

1.漂洗

将药物置于宽水或长流水中，反复地换水，以除去杂质、盐味及腥味。

2.浸泡

将质地松软或经过水泡易损失有效成分的药物，置于水中浸湿后立即取出，称为浸；而将药物置于清水或辅料药液中，使药材软化，便于切制，或用以除去药物的毒性物质及非药用部分，称为泡。

3.闷润

用淋润、洗润、泡润、浸润、晾润、盖润、伏润、露润、复润、双润等多种方法，使清水或其他液体辅料徐徐渗入药物组织内部，至其内外的湿度均匀，便于切制饮片。

4.喷洒

对一些不宜用水浸泡，但又需适宜湿度者，可采用喷洒湿润的方法。而在炒制药物时，按不同要求，可喷洒清水、酒、醋、蜜水、姜汁等辅料药液。

5.水飞

将不溶于水的药材粉碎后，置于乳钵、碾槽、球磨机等容器内，加水共研，然后加入多量水搅拌，粗粉即下沉，细粉混悬于水中，随水倾出，剩余粗粉再研再飞。倾出的混悬液沉淀后，将水除净，干燥后即成极细粉末。

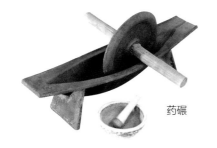

药碾

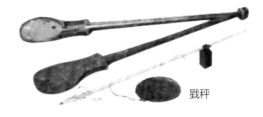

戥秤

火制

将药物经火加热处理的方法。根据加热的温度、时间和方法的不同，可分为炒、炙、烫、煅、煨等。

1.炒

将药物置锅中加热，并不断翻动，炒至一定程度后取出。

2.炙

将药物与液体辅料共置锅中加热拌炒，使辅料渗入药物组织内部或附着于药物表面，以改变药性，增强疗效或降低药材的毒副作用。

3.烫

先在锅内加热中间物体（如砂石、滑石、蛤粉等），温度可达 150～300 ℃，用以烫炙药物，使其受热均匀、膨胀松脆，但不能焦枯。烫毕，筛去中间物体，至冷却即可。

4.煅

将药物用猛火直接或间接煅烧，使其质地松脆，易于粉碎，便于有效成分的煎出，以便充分发挥药效。

5.煨

将药物用湿面或湿纸包裹，置于热火灰中或用吸油纸与药物隔层分开，进行加热。

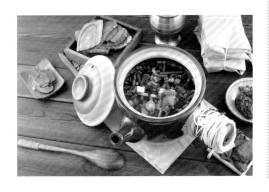

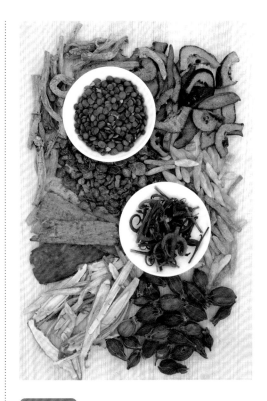

水火共制

1.煮法

将药物与水或辅料置锅中同煮的方法。它可降低药物的毒性、烈性或去除附加成分，增强药物的疗效。

2.蒸法

以水蒸气或附加成分将药物蒸熟的加工方法。

3.炖法

将药物置于钢罐中或搪瓷器皿中，同时加入一定的液体辅料，盖严后，放入锅中炖一定时间。其优点是不易使药效降低、辅料挥发，如炖制熟地黄及黄精等。

4.潬法

将药物快速放入沸水中短暂汆过，立即取出的方法。常用于种子类药物的去皮及肉质多汁类药物的干燥处理。

中药的"官职"：君、臣、佐、使

　　药中有上、中、下三品，分别对应君、臣、佐、使。药物的功用各有所长，也各有所偏，可通过合理的配伍，增强或改变其原有的功用，调其偏性，制其毒性，消除或减缓其对人体的不利影响。三品彼此相互配合、制约，以使药物发挥最大功效。

君药

　　针对主病或主症的主要方面起主要治疗作用的药物。君药是为解决疾病主要矛盾或矛盾的主要方面，即针对病症的主要病因、主导病机或主症而设，是方剂组成的核心部分，不可缺少。君药通常具有较强的药力、较少的药味以及用量较大的特点。

臣药

　　是辅助君药加强其治疗作用的药物。一般而言，其药味较君药多，其药力与药量较君药小，与君药多具有特定的增效配伍关系。在一些针对复杂证候的治疗方剂中，臣药还对兼病或兼症起一定的治疗作用。

佐药

　　其含义有三：一是佐助药，指配合君药、臣药以加强治疗作用，或用以治疗次要病症的药物；二是佐制药，指消除或缓解君药和臣药毒性、烈性与偏性的药物；三是反佐药，指在病重邪甚，而且拒药不受的情况下，配用与君药性能相反而在治疗中起到相成作用的药物。佐药一般用药数稍多，用量较小。药味在方剂中是佐助、佐制还是反佐，则应视病情治疗的需要和君药、臣药的药性而定。

使药

　　其含义有二：一是引经药，能引导方中药物的药力直达病所；二是调和药，具有调和方中诸药药性，协调诸药的相互作用或矫味调味的作用。使药通常用药数少，用量较小。

方剂的组成与配伍

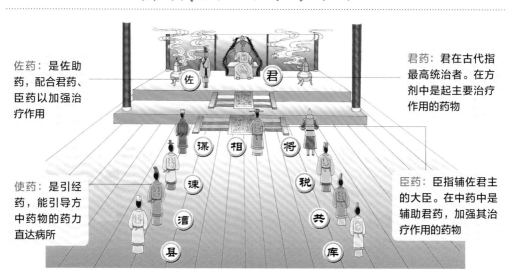

佐药：是佐助药，配合君药、臣药以加强治疗作用

君药：君在古代指最高统治者。在方剂中是起主要治疗作用的药物

使药：是引经药，能引导方中药物的药力直达病所

臣药：臣指辅佐君主的大臣。在中药中是辅助君药，加强其治疗作用的药物

中药的四气五味

《神农本草经》序录云："药有酸咸甘苦辛五味，又有寒热温凉四气。"每味药物都有不同的四气五味，因而具有不同的治疗作用。

四气

四气，就是寒、热、温、凉四种不同的药性，又称四性。四气之中寓有阴阳含义，寒凉属阴，温热属阳，寒凉与温热是相对立的两种药性，而寒与凉、温与热之间有程度上的不同，即"凉次于寒""温次于热"。

药性的寒、热、温、凉是由药物作用于人体所产生的不同反应和所获得的不同疗效而总结出来的，它与所治疗疾病的性质是相对而言的。一般来讲，寒凉药具有清热泻火、凉血解毒、滋阴除蒸、泻热通便、清热利尿、清化痰热、清心开窍、凉肝息风等作用；而温热药则具有温里散寒、暖肝散结、补火助阳、温阳利水、温经通络、引火归元、回阳救逆等作用。

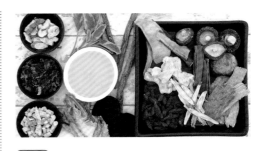

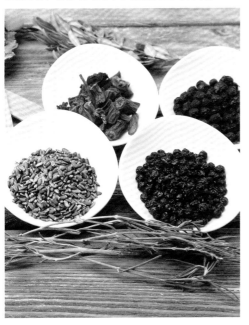

五味

所谓五味，是指药物有酸、苦、甘、辛、咸五种不同的味道，因而具有不同的治疗作用。

酸

具有收敛、固涩的作用。酸味药多用于治体虚多汗、肺虚久咳、肠滑久泻、遗精滑精、遗尿尿频、崩带不止等症。

苦

具有清泻火热、通泄大便、燥湿、坚阴（泻火存阴）等作用。苦味药多用于治热证、火证、喘咳、呕吐、便秘、湿证、阴虚火旺等。

甘

具有补益、和中、调和药性以及缓急止痛的作用。甘味药多用于正气虚弱、身体诸痛及调和药性、中毒解救等。

辛

具有发散、行气活血的作用。解表药、行气药、活血药多为辛味。

咸

具有泻下通便、软坚散结的作用。能泻下或润下通便及软化坚硬、消散结块的药物多为咸味。咸味药多用于治大便燥结、痰核、瘿瘤、症瘕痞块等症。

是药三分毒：中药的毒性

所谓毒性，一般是指药物对人体所产生的不良影响及伤害，包括急性毒性、亚急性毒性、亚慢性毒性、慢性毒性和特殊毒性。

古今对毒性与毒药的认识

古代人认为毒药是药物的总称，毒性是药物的偏性，部分人认为毒性是药物毒副作用大小的标志。而后世本草书籍在其药物性味下有"有毒""大毒""小毒"等记载，则大都指药物毒副作用的大小。

现代医学认为，所谓毒药是能损害人体，引起人体某些功能障碍、疾病，甚至死亡的物质。中药的副作用有别于毒性作用。副作用是指在常用剂量时出现与治疗需要无关的不适反应，一般比较轻微，对人体危害不大，停药后可自行消失。如某些中药可引起恶心、呕吐、胃痛、腹泻或皮肤瘙痒等不适反应。

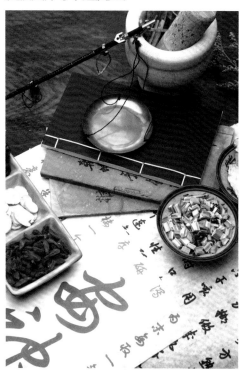

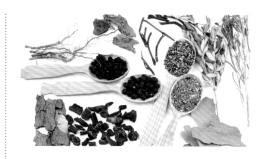

中药毒性分级

《素问·五常政大论》把药物毒性分为"大毒""常毒""小毒""无毒"四类；《本草纲目》将毒性分为"大毒""有毒""小毒""微毒"四类。现代中医根据长时间的研究，将中药药性分为大毒、有毒、小毒三类。

正确对待中药的毒性

目前中药品种已达12000多种，而见中毒报告的仅100余种，其中许多毒药还是临床上很少使用的剧毒药。现在大多数中药品种的使用是安全的，这是中药的一大优势，尤其是与化学合成的西药造成众多药源性疾病的危害相比，中药相对安全、低毒性的优势就更加突出了。这也是在提倡回归自然理念的现在，中药受到世界各国人们青睐的主要原因。

中药中毒的症状

中药中毒时可见口舌干燥、咽喉灼热、声音嘶哑、恶心呕吐、皮肤干燥潮红、瞳孔散大、视力模糊、对光反应迟钝或消失、心动过速、呼吸加深、狂躁、幻觉、谵语、运动失调、神志模糊等症状。

学会辨真假，买药莫被骗

药材的真假、质量的好坏，会直接影响临床应用的效果和患者的生命安全，所以对药材进行鉴别是十分重要的。

眼观

1.看表面

不同种类的药材由于用药部位的不同，其外形特征会有所差异。如根类药材多为圆柱形或纺锤形，皮类药材则多为卷筒状。

2.看颜色

我们可以通过对药材外表颜色的观察，分辨出药材的品种、产地和质量的好坏。比如，黄连色黄、丹参色红、玄参色偏黑等。

3.看断面

很多药材的断面都具有明显的特征。比如黄芪的折断面纹理呈"菊花心"样，杜仲在折断时有胶状的细丝相连等。

手摸

1.手摸法

用手触摸药材的软硬，例如盐附子质软，而黑附子则质地坚硬。

2.手捏法

用手感受药材的干湿与黏性。例如天仙子用手捏时有黏性。

3.手掂法

用手感受药材的轻重与疏密。如荆三棱坚实体重，而泡三棱则体轻。

鼻嗅

1.直接鼻嗅法

将草药靠近鼻子闻它的气味。例如薄荷、阿魏等。

2.蒸汽鼻嗅法

将草药放入热水中浸泡，闻它的气味。如犀角有清香而不腥，水牛角略有腥气等。

3.揉搓鼻嗅法

有些草药的气味微弱，可以将它揉搓后再闻其气味。例如鱼腥草的腥味、细辛的清香味等。

水试和火试

有些药材放在水中，或用火烧一下会产生特殊的现象。如熊胆的粉末放在水中，会先在水面上旋转，然后呈直线下沉而不会扩散。麝香被烧灼时，会产生浓郁的香气，燃尽后留下白色的灰末。

药材的经验鉴别是非常实用的好方法。要能正确鉴别药材的真伪优劣，不仅需要不断积累经验，还需要不断充实中药知识。

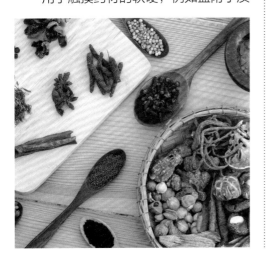

中药的用药禁忌

中药也有一定的毒副作用，因此，在用药时要根据实际情况注意用药禁忌。

证候用药禁忌

药物的药性不同，其作用各有所长，并有一定的适应范围，因此，用药也就有所禁忌。如麻黄性味辛温，可发汗解表、发散风寒，又能宣肺、平喘、利尿，故适用于外感风寒的表实证或肺气不宣的喘咳，而对表虚自汗及阴虚盗汗、肺肾虚喘者则禁止使用。又如黄精性味甘平，可滋阴补肺、补脾益气，主要用于肺虚燥咳、脾胃虚弱及肾虚精亏的病症。但因其性质滋腻，易助湿邪，因此，凡脾虚有湿、咳嗽痰多以及中寒便溏者都不宜服用。

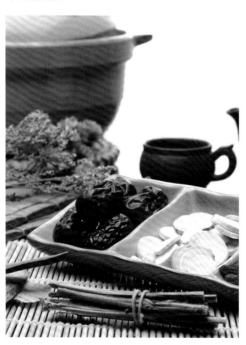

妊娠用药禁忌

某些药物具有损害胎元以致堕胎的副作用，所以应作为妊娠禁忌的药物。根据药物对胎元损害程度的不同，一般可分为慎用与禁用两大类。慎用的药物包括通经祛瘀、行气破滞及辛热滑利之品，如桃仁、红花、牛膝、大黄、枳实、附子、肉桂、干姜、木通、冬葵子、瞿麦等；而禁用的药物是指毒性较强或药性猛烈的药物，如巴豆、牵牛、大戟、商陆、麝香、三棱、莪术、水蛭、斑蝥、雄黄、砒霜等。凡禁用的药物绝对不能使用，慎用的药物可以根据病情的需要斟酌使用。

服药饮食禁忌

在服药期间，一般应忌食生冷、油腻、腥膻、有刺激性的食物。此外，根据病情的不同，饮食禁忌也有区别。如热性病患者，应忌食辛辣、油腻、煎炸性食物；寒性病患者，应忌食生冷食物、清凉饮料等；胸痹患者，应忌食肥肉、动物脂肪、动物内脏及烟、酒等；肝阳上亢所致的头晕目眩、烦躁易怒者，应忌食胡椒、辣椒、大蒜、白酒等辛热助阳之品；黄疸胁痛者，应忌食动物脂肪及辛辣、烟酒等刺激性食物；脾胃虚弱者，应忌食油炸黏腻、寒凉坚硬、不易消化的食物；肾病水肿者，应忌食盐、碱过多和酸辣太过的刺激性食品；疮疡、皮肤病患者，应忌食鱼、虾、蟹等腥膻之物及辛辣刺激性食品。

中药煎服有讲究

汤剂是中医临床上应用最早、最广泛的剂型。煎药的目的，是把药物里的有效成分，经过物理、化学作用（如溶解、扩散、渗透等），转入汤液里。一般来说，需要注意下面几个问题。

煎药用具

中药汤剂的质量与选用的煎药器具有密切的关系。现在仍是以砂锅为好，因为砂锅的材质稳定，不会与药物成分发生化学反应。此外，也可选用搪瓷锅、不锈钢锅和玻璃容器。忌用铜锅、铁锅。

煎药用水

现在大都是用自来水、井水、泉水来熬药，只要水质洁净即可。自来水只要符合国家规定的饮用标准就可以，如果考虑到残余氯的问题，可将自来水放在容器内放置数小时后再用来煎药，即可明显减少氯的含量。

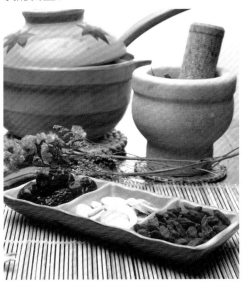

煎药火候

温度是煎药时使药材有效成分析出的重要因素。最好是在煎药前，先用冷水将中草药浸泡 30~60 分钟，再用小火煎药，可使药材中的有效成分慢慢析出，这样药性可不被破坏，水分也不会很快被煎干。

煎药时间

煎药的时间因药性不同而有所不同。一般来讲，解表药、清热药及挥发性药，用大火煮沸后再煎 3~5 分钟即可；补益药以煮沸后再以小火续煎 30~60 分钟为宜。

煎药次数

中药汤剂，每剂一般需煎 2 次（第1 次的药液叫"头汁"，第 2 次的药液叫"二汁"）。头汁的加水量以盖过药面为宜；二汁的加水量可适当减少一些。对一些较难煎出有效成分的药材，则需煎 3 次。

服药方法有讲究

中药服用方法的正确与否，直接影响药物的治疗效果。因此服用中药时应当注意以下几个事项：一是要按照不同的剂型选择不同的服药时间；二是服药次数要遵循医嘱；三是服药冷热要有所讲究。

家中需要常备的几种中药

　　日常生活中常常会有一些头痛类病症，因此，我们可以贮备一些中药以备不时之需。下面几种就是我们要常备在家中的一些中药。

家中常备中药

甘草

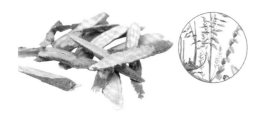

【功能主治】补脾益气，清热解毒，祛痰止咳，缓急止痛，调和诸药。用于脾胃虚弱、倦怠乏力、心悸气短、咽喉肿痛、咳嗽痰多、脘腹疼痛等症，可缓解药物毒性、烈性。

【用法用量】内服：煎汤，1.5~9克。

薄荷

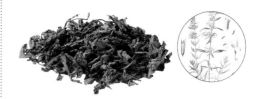

【功能主治】宣散风热，清利头目，透疹。用于风热感冒、风温初起、头痛、目赤、喉痹、口疮、风疹、麻疹、胸胁胀闷等。

【用法用量】内服：3~6克，入煎剂宜后下。

人参

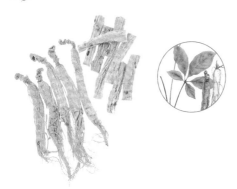

【功能主治】大补元气，复脉固脱，补脾益肺，生津，安神。用于体虚欲脱、肢冷脉微、脾虚食少、肺虚喘咳、津伤口渴等。

【用法用量】内服：煎汤，3~9克。挽救虚脱可用15~30克。

绿豆

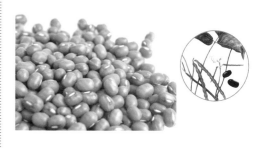

【功能主治】清热，消暑，利尿，解毒。主治暑热烦渴、感冒发热、霍乱吐泻、痰热哮喘等。

【用法用量】内服：煎汤，15~30克，大剂量可用120克；研末；或生研绞汁。外用：适量，研末调敷即可。

姜

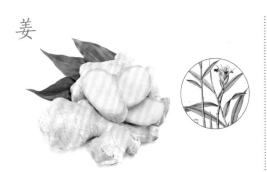

【功能主治】具有发汗解表、温中止呕、温肺止咳的功效。主治外感风寒、胃寒呕吐、风寒咳嗽等病症。

【用法用量】切碎，1~9克，煎服或捣汁服。

山楂

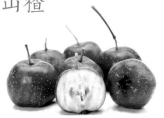

【功能主治】具有消食健胃、活血化瘀、驱虫之功效。主治肉食积滞、小儿乳食停滞、胃脘腹痛、血瘀经闭、产后气血瘀阻、心腹刺痛、疝气疼痛、高脂血症等。

【用法用量】每次食用3~4颗。

枸杞子

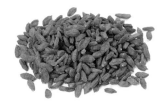

【功能主治】能滋补肝肾、益精明目。主治目眩昏暗、迎风多泪、肾虚腰酸等症。根皮有降压、抑菌作用，主治虚劳发热、尿血等症。

【用法用量】内服：煎汤，3~5克。

决明子

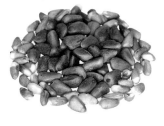

【功能主治】能清热明目、润肠通便。用于目赤涩痛、羞明多泪、头痛眩晕、目暗不明、大便秘结等。

【用法用量】内服：煎汤，9~15克。

茴香

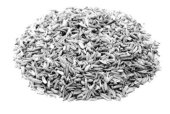

【功能主治】能温肾散寒、和胃理气。治寒疝，少腹冷痛，胃痛，呕吐，干、湿脚气。

【用法用量】内服：煎汤，3~9克；或入丸、散。外用：研末调敷或炒热温熨。

菊花

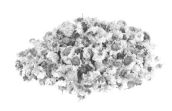

【功能主治】能散风清热、平肝明目。用于风热感冒、头痛眩晕、目赤肿痛。

【用法用量】泡水饮用，1~2克。

家中常备中成药

在家中准备常用中药的同时，还应准备一些方便使用的中成药。中成药是以中药为原料，经制剂加工制成各种不同剂型的中药制品，包括丸、散、膏、丹各种剂型。使用起来，比中药更加方便。

风热感冒冲剂

【药物组成】金银花、板蓝根、连翘、桑叶、菊花、荆芥穗、薄荷、牛蒡子、桔梗、杏仁、芦根等。

【主治病症】风热感冒、风温初起、急性扁桃体炎、急性咽喉炎、流行性腮腺炎。

【临床运用】发热重、恶寒轻微，舌苔薄黄，脉微数。兼见少汗、头痛或身体酸楚不适，口干渴，或见咽痛、鼻塞、流黄涕等。

【用法用量】口服。成人每次1袋，一日3次，小儿酌减。开水冲服。

【注意事项】饮食宜清淡，多饮热开水，避风寒，忌食生冷油腻食物。

银翘解毒丸

【药物组成】金银花、连翘、薄荷、荆芥穗、淡豆豉、牛蒡子、桔梗、淡竹叶、甘草。

【主治病症】风热感冒、流行性腮腺炎。

【临床运用】发热、微恶寒、无汗或有汗不畅、口渴头痛、咳嗽咽痛、舌尖红、苔薄黄、脉浮数。

【用法用量】口服。成人每次服1丸，每日2次。7岁以上小儿服成人1/2量；3～7岁小儿服成人1/3量。

【注意事项】忌食辛辣油腻食物。

藿香正气水

【药物组成】广藿香油、紫苏叶油、白芷、陈皮、生半夏、厚朴、苍术、茯苓、大腹皮、甘草浸膏。

【主治病症】本方是祛暑解表、化湿和中的急救药品，多用于外感风寒、内伤湿滞或夏伤暑湿所致的感冒、呕吐、泄泻、霍乱、中暑等病。

【临床运用】恶寒发热、头身困重、胸脘满闷、恶心呕吐、泄泻、舌苔白腻、脉濡缓。本药是夏天常备的急救药品。

【用法用量】口服。成人每次服5～10毫升，一日2次。用时摇匀即可。

【注意事项】忌食生冷油腻食物。

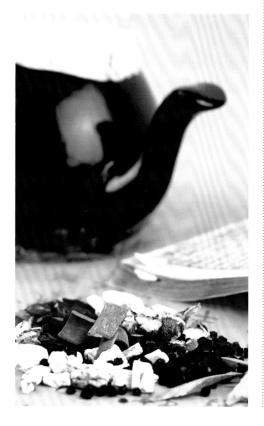

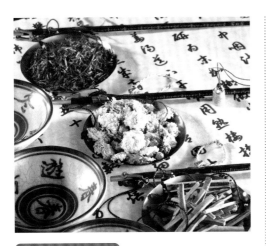

牛黄解毒丸（片）

【药物组成】牛黄、雄黄、冰片、生石膏、黄芩、大黄、桔梗、甘草。

【主治病症】喉痹、牙龈病、口疮。

【临床运用】本方苦寒辛凉、清热解毒、泻火，用于火热毒邪炽盛于内，上扰清窍者极为合适。运用本丸的基本指征是：咽喉、牙龈肿痛，口舌生疮，目赤肿痛，舌质红，舌苔黄，脉滑数。

【用法用量】口服。每次服用1丸，每日服2～3次。

【注意事项】孕妇禁用。

香砂养胃丸（冲剂）

【药物组成】白术、香附、陈皮、藿香、茯苓、豆蔻、厚朴、枳实、半夏曲、木香、砂仁、甘草。

【主治病症】痞满、胃痛、泄泻。

【临床运用】运用本丸的基本指征是：面色萎黄，倦怠乏力，气短懒言，食欲不振，嗳气呕秽，胸中痞闷，脘腹胀满，肠鸣便溏，舌质淡，舌苔白腻，脉沉缓。

【用法用量】口服。水丸，成人每次服6克，一日3次；冲剂，成人每次服1袋，一日2次，空腹时服用。小儿剂量酌减。

【注意事项】忌食生冷食物；勿忧思恼怒。

大山楂丸

【药物组成】山楂、六神曲（麸炒）、麦芽（炒）、白糖粉。

【主治病症】食积不化、脘腹胀闷、消化不良等症，尤宜于小儿食积。

【临床运用】西医诊断的冠心病、高脂血症、维生素B_1缺乏症有此表现者亦可食用。

【用法用量】口服。成人每次服1～2丸，每日3次；小儿减半；温开水送服。

【注意事项】慎油腻食物，胃酸分泌过多者慎用。

六味地黄丸

【药物组成】熟地黄、山萸肉、山药、茯苓、牡丹皮、泽泻。

【主治病症】眩晕、阴虚潮热、腰痛、消渴、小儿发育不良。

【临床运用】本方系滋阴补肾之剂，运用本丸的基本指征是：头晕目眩，耳鸣耳聋，腰膝酸软，盗汗遗精，骨蒸潮热，手足心热，舌红少苔，脉细数。

【用法用量】口服。成人每次6～9克，每日2次，温开水送服；小儿酌减。

【注意事项】忌辛辣食品。

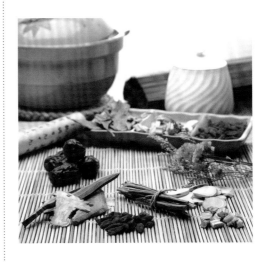

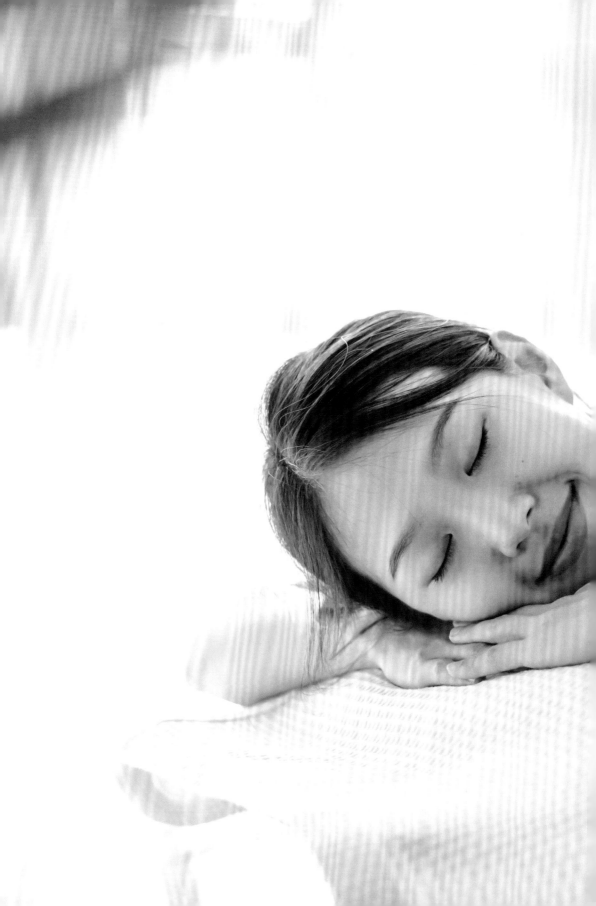

第三章

妙手养生之按摩

　　按摩，又称推拿，其历史悠久，是我国传统医学中独特的治疗方法之一。

　　按摩是以中医的脏腑、经络学说为理论基础，结合现代医学的解剖和病理诊断，而用手法作用于人体体表的特定部位，以调节人体生理、病理状况，来达到理疗目的的方法。按摩可分为保健按摩、运动按摩和医疗按摩。

　　其方法简便易行，防治结合，效果安全可靠，因此成为深受广大群众喜爱的保健措施。

穴位按摩常见四大手法

按摩手法是按摩的手段，按摩时，手法的熟练程度及正确与否对按摩疗效起着至关重要的作用。本节将介绍四种常见的按摩手法。

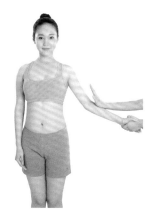

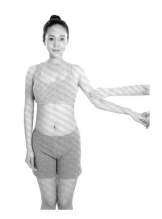

推法

以指、掌、拳或肘部着力于身体体表一定穴位上，进行单方向的直线或弧形推动的方法，称为推法。具体操作手法又分为直推法、平推法、分推法、合推法和旋推法。推法可在人体各部位使用，具有行气活血、疏通经络、舒筋理肌、消积导滞、解痉镇痛、调和营卫等作用。推法操作时，着力部位要紧贴皮肤，用力要稳，速度要缓慢均匀。

拿法

"捏而提起谓之拿。"拿法也是保健按摩常用手法之一。用拇指与食指、中指或拇指与其他四指相对用力，呈钳形，持续而有节奏地提捏或捏揉肌肤。拿法包括三指拿法、四指拿法、五指拿法三种。拿法刺激较强，多作用于较厚的肌肉筋腱，具有祛风散寒、通经活络、行气开窍、解痉止痛、祛瘀生新等作用。

按摩法	使用部位	说明	适用部位
指推法	手指	用拇指指腹及侧面在穴位或局部做直线推进，其余四指辅助	范围小的酸痛部位，如肩膀、腰及四肢
掌推法	手掌	利用手掌根部或手指按摩。面积较大时，可用双手交叉重叠的方式推压	面积较大的部位，如腰背和胸腹部
肘推法	手肘	将手肘弯曲，并利用肘端施力推进	适用肌肉丰厚之处，如臀部和腿部

按摩法	使用部位	说明	适用部位
拿法	手指	用拇指、食指和中指的力量，在特定部位及穴位上，以捏掐及提拿的方式施力。力度要柔和，由轻而重，再由重而轻	常用在颈部、肩部及四肢部位的按摩

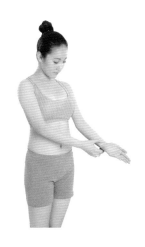

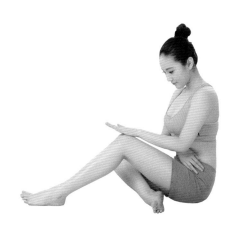

按法

　　用手指、手掌置于体表之上，先轻后重，逐渐用力向下按压某个部位或穴位。又称压法、抑法。按法具有安心宁神、镇静止痛、开闭通塞、放松肌肉、矫正畸形等作用。指按法适用于全身各部俞穴，掌按法常用于腰背、下肢，肘按法常用于腰背、臀部、大腿等肌肉丰厚的部位。按法常常与揉法结合，组成按揉复合手法。

摩法

　　用手指或手掌在身体特定部位做逆时针或顺时针的环形摩动，或直线往返摩动。操作时可以借助一些介质，以增强手法的防治效果。摩法轻柔缓和，协调而有节奏，摩动的速度和压力要均匀。常用于胸腹、胁肋部，具有理气和中、行气和血、消积导滞、消肿止痛、健脾和胃、清肺排浊等作用。

按摩法	使用部位	说明	适用部位
指按法	手指	以拇指指腹在穴位或局部做定点穴位的按压	全身各部位均可适用
掌按法	手掌	利用手掌根部、手指合并或双手交叉重叠的方式，针对定点穴位进行自上向下的按摩	面积较大且平坦的部位，如腰背及腹部
肘按法	手肘	将手肘弯曲，以肘尖代替手掌和手指，对定点穴位施力按压	由于此手法刺激较强，适用于体形较胖、感觉神经较迟钝者及肌肉丰厚的部位，如臀部和腿部

按摩法	使用部位	说明	适用部位
指摩法	手指	利用食指、中指和无名指等指腹进行轻揉按摩	胸部和腹部
掌摩法	手掌	利用手掌掌面或根部进行轻揉按摩	脸部、胸部和腿部

常用的按摩工具有哪些

　　按摩穴位时，有时手不容易施力，这时如果借助一定的按摩工具来进行按摩，往往会起到事半功倍的效果。日常生活中，有很多用品都可以用作按摩的道具，市面上也有很多专门用来进行按摩的专业工具。

家庭常用的按摩工具

指甲油瓶子

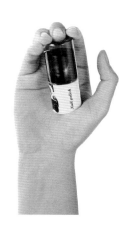

刺激手心穴位

　　指甲油的瓶子是很好的穴位按摩工具，女性朋友大可利用涂完指甲油而未干透的这段空闲时间来做按摩。用瓶盖顶住穴位，四指指间关节压住瓶底施力，并用"1、2、3、4"的节奏来按压。这样就能刺激手心穴位，轻松达到按摩的预期功效。

梳子

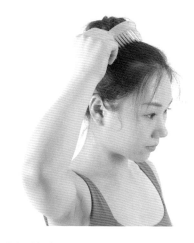

方便随时取用

　　梳子适合用来按摩肌肉比较厚的部位，如背部、大腿、臀部等。按摩时，最好选择前端有一粒一粒小圆球的梳子，可用来拍打身体，让肌肉局部放松，改善血液循环。注意不宜使用前端没有小圆球的梳子，容易造成皮肤伤害。

叉子

　　叉子是最适宜儿童及老人所使用的穴位刺激道具，可用来刺激手脚及头部。刺激小指根部的穴位有预防感冒的功效，用叉子触压此处，持续3秒后休息2秒，如此反复几次即可。操作时先用叉子碰触皮肤，再慢慢地施力。注意不可太过用力，以免划伤皮肤。

牙刷

　　体质虚弱的儿童，肌肤较为娇嫩，再小的刺激往往也承受不了，这时就可以利用家里废弃的旧牙刷以按摩的方式刺激其穴位。

圆柱形物体

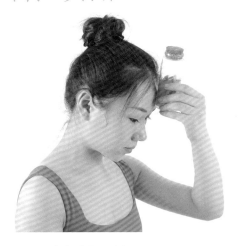

方便按摩脚底各反射区

　　圆柱形物体适合用来按摩面部、脚底。按摩时，用圆柱形物体在面部或脚底滑动，可以调整角度以刺激不同反射区，对脚底肌肉的锻炼有很好的效果。注意滚动的速度要慢，并视个人可承受的力度施力。

毛巾、纱巾

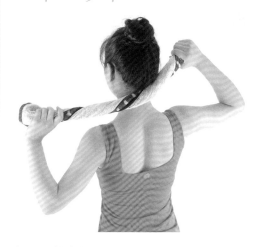

发挥热敷功效

　　毛巾、纱巾适合用来按摩肩颈部和背部。按摩时，将毛巾浸入热水后拧干，敷在穴位上，可发挥热敷的功效；或以粗毛巾干擦背部。注意毛巾不可过热，以免烫伤皮肤。

笔

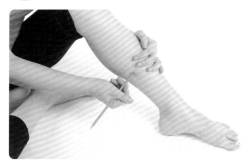

定点按压疗效好

　　笔适用来按摩面积较小的穴位，如掌部和脚底反射区。按摩时，直接在穴位上按摩即可，方便快捷。由于笔盖的形状较多，最好是用圆滑的一面，太尖则容易刺伤皮肤。要轻轻刺激，力度不要太重。

球形小物体

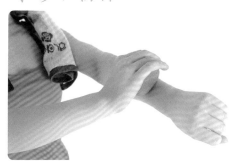

促进血液循环

　　球形小物体适合用来按摩手臂、腹部、腿部和背部。按摩时，将球形小物体置于手掌心下，用掌心的力量控制球的滚动，可以围绕疼痛点划圈揉按，以促进血液循环。注意要用手稳住球，避免球体在手腕部滑动。

市面上常见的穴位按摩用具

滚滚乐

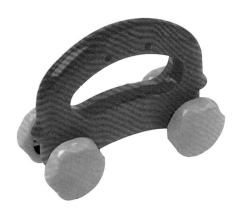

在肌肤上滚动，令人舒爽

握住红色的把手，让黄色的轮子在皮肤上滚动，能消除肌肉酸痛、解除疲劳。你可以边看电视边按摩，随时保持轻松的心情。内附有抗菌剂，能随时保持清洁。

脚趾放松器

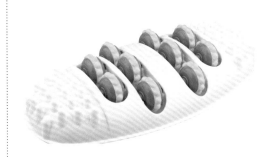

张开脚趾，放松足部

被束缚一天的双脚往往会疲惫不堪，此器具可以将被束缚住的脚趾张开，让双足得到放松，是可以有效保持趾间通风良好的工具。

按摩滚轮

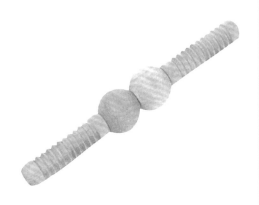

原木触感有着自然的感觉

双手握住两侧把柄，轻轻地滚动，用来按摩手脚，会令你感觉舒坦。由于它是以天然木制成的，所以能带给你很好的触感及适度的刺激。

瘦身轮

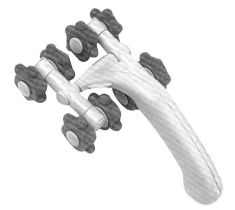

凹凸不平的轮子，可以消除赘肉

在大腿、背部、手臂等你自己认为胖的地方滑动，可以帮助消除赘肉。这是各种体形都适用的身体按摩器。

足部按摩器

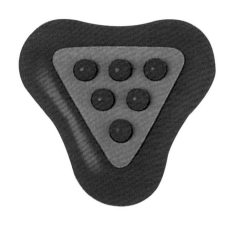

如口袋大小、随时可用的按摩器

它造型可爱、多彩且小巧，放入旅行袋中方便携带，能帮助你随时解除旅行带来的疲惫，是最佳旅行伴侣。

肩膀按摩球

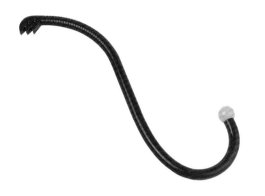

消除肩膀酸痛的有效利器

将圆形球体置于肩膀处，只要拉紧柄端，便能轻松地刺激穴位。另一侧的爪状部分，可当作抓痒器具使用。

脸颊滚轮

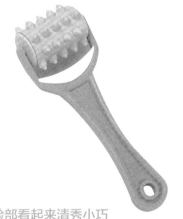

让脸部看起来清秀小巧

具有弹性的凹凸滚轮在脸部来回滚动时，能促进皮下组织的血液循环，让皮肤看起来更光滑，而且有瘦脸的功效。

脚底刺激用具

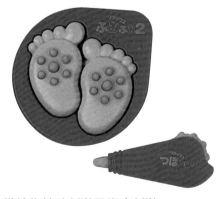

带给你转动刺激及脚底刺激

刺激脚底的"踏板"及会转动的"穴位按摩"，两种器具为一组。轻巧且携带方便，能放进手提袋中，随时想用就可以使用。

按摩的注意事项

　　在按摩操作过程中，为了更加安全有效，提高按摩效果，防止出现不良反应，应注意以下几个方面。按摩时操作者要先修整指甲，双手保持清洁、温暖；同时，将指环等有碍操作的物品预先摘掉，以免损伤按摩部位的皮肤。

　　用按摩进行病症治疗时，应保持室内干净明亮、空气流通、温度适宜，最好保持安静。

　　按摩前要充分了解患者病情，在具体操作过程中，应注意先轻后重、由浅入深、轻重适度，严禁使用蛮力，以免擦伤患者皮肤或损伤筋骨。力度以患者感觉轻微酸痛，但完全可以承受为宜。

　　按摩时，精神、身体都要放松，呼吸自然，刺激穴位最好是在呼气时。另外，做腰部和下腹部按摩前，应先排空大小便。在过饥、过饱以及醉酒后均不宜按摩，一般在餐后2小时按摩较为妥当。沐浴后休息1小时再按摩，才能起到放松、保健的功效。在脱衣按摩的情况下，有些受术者有可能睡着，应取毛巾盖好其身体，注意调节室温以防着凉。当风之处，也不要进行按摩。

　　按摩前不宜吸烟，以免影响按摩疗效。

　　在大怒、大喜、大恐、大悲等情绪激动的情况下，不要立即按摩。按摩过程中如果因为用力过猛或动作不当引起患者头晕、心悸、恶心、面色苍白，甚至出冷汗、虚脱等不良症状时，应立即掐其人中或掐十宣、点内关等进行急救，或者让患者饮用热茶、糖水来缓解不适。

　　穴位不同，指压方法也不同。对于头、面、后脑部的穴位，用力要轻，力量要集中；对颈部按摩力度要更轻，要间断性地按摩，不可长时间持续按摩，否则容易引起"颈动脉内膜剥离"，十分危险；指压胸部穴位时，适合用中指折叠法，适当通过指力加压，会有感觉传导至背部，对心肺功能障碍者极有帮助；对腹部穴位进行按摩时，要在空腹或饭后2小时进行；臀部或大腿肌肉处的按摩，力度可以适当加强，也可以用道具进行按摩刺激；腋窝、腹股沟、人迎都是动脉浅表处，这几处的血管最接近人体体表，进行按摩时，注意不要损伤动脉血管。

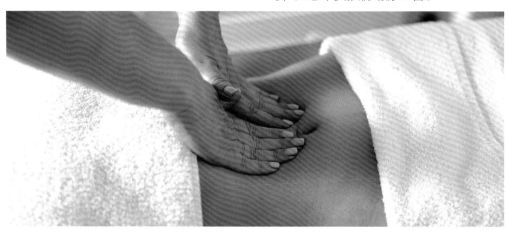

按摩疗法的适应证

闭合性关节及软组织损伤：腰椎间盘突出症、腰肌扭伤、梨状肌综合征、半月板撕裂、膝关节副韧带损伤、腕关节扭伤、指间关节挫伤等

肌肉、韧带的慢性劳损：颈肌劳损、背肌劳损、腰肌劳损、跟腱炎、网球肘等

骨质增生性疾病：颈椎骨质增生、腰椎骨质增生、膝关节骨性关节炎、跟骨骨质增生等

周围神经疾病：三叉神经痛、面神经麻痹、肋间神经痛、坐骨神经痛、腓总神经麻痹

内科疾病：神经官能症、气管炎、肺气肿、胃炎、胃下垂、十二指肠溃疡、半身不遂、高血压、冠心病、糖尿病、胆囊炎、腹胀、头痛

五官疾病：近视、耳鸣、咽喉炎、鼻窦炎、眼睑下垂

妇科疾病：功能性子宫出血、月经不调、盆腔炎、痛经、闭经、乳腺炎、产后耻骨联合分离症、子宫脱垂、更年期综合征

儿科疾病：小儿肌性斜颈、夜尿症、小儿脑性瘫痪、小儿麻痹后遗症、小儿消化不良、小儿腹泻

按摩疗法的禁忌证

有皮肤病及皮肤破损处，影响施术，包括湿疹、癣、疱疹、脓肿、蜂窝组织炎、溃疡性皮肤病、烫伤、烧伤等

各种急性传染病患者不能按摩，以免疾病扩散传染和延误治疗

有感染性疾病者，如骨髓炎、骨结核、化脓性关节炎、丹毒等患者，还有化脓性感染及结核性关节炎患者，都不能进行按摩，以免炎症扩散

内外科危重病患者，如严重心脏病、肝病、肺病患者，急性十二指肠溃疡、急腹症者及有各种恶性肿瘤者，不宜按摩

各种肿瘤，如原发性或继发性恶性肿瘤的患者都不宜做按摩，以免肿瘤细胞扩散

有血液病及出血倾向者，如恶性贫血、紫癜、体内有金属固定物等按摩后易引起出血者，都不宜按摩

体质虚弱而经不起轻微手法作用者和久病、年老体弱的人等经受不住按摩的人，应慎用按摩，以免造成昏迷或休克

保健养生常按的 *12* 个穴位

少商穴

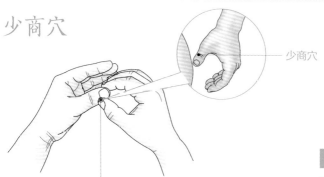

少商穴

将拇指伸出，以另一手食指、中指两指轻握，再将另一手拇指弯曲，以指尖垂直掐按处即是该穴

配伍治病

咽喉肿痛：少商穴配商阳穴。

功用：清热解表，理气平喘。

孔最穴

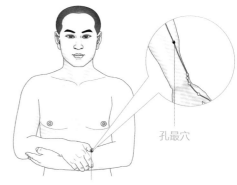

孔最穴

配伍治病

咳嗽、气喘：孔最穴配太溪穴和行间穴。

咯血：孔最穴配尺泽穴。

功用：散瘀通窍，调理肺气，清热止血。

一手手臂向前，仰掌向上，以另一手握住手臂中段处，用拇指指甲垂直下压处即是该穴

合谷穴

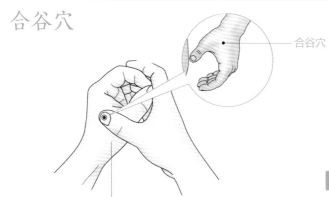

合谷穴

一手轻握空拳，弯曲拇指与食指，两指指尖轻触、立拳，以另一手掌轻握拳外，以拇指指腹垂直下压处即是该穴

配伍治病

头痛：合谷穴配太阳穴。

目赤肿痛：合谷穴配太冲穴。

腹痛：合谷穴配陷谷穴。

功用：镇静止痛，通经活络，清热解表。

曲池穴

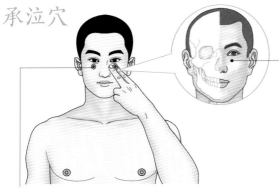

配伍治病

感冒发热、咽喉炎、扁桃体炎：曲池穴
配合谷穴、外关穴。

上肢痿痹：曲池穴配肩髃穴、外关穴。

功用：清热和营，行气降逆。

正坐，轻抬左臂，屈肘，将手肘内弯时，用另一
手拇指下压此处凹陷处即是该穴

承泣穴

正坐、仰靠或仰卧，眼睛直视前方，食指与中指
伸直并拢，中指贴于鼻侧，食指指尖位于下眼眶
边缘处，则食指指尖所在之处即是该穴

配伍治病

目赤肿痛：承泣穴配风池穴。

口眼歪斜：承泣穴配合谷穴。

功用：通络明目。

人迎穴

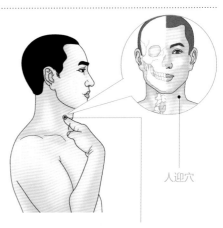

配伍治病

高血压：人迎穴配大椎穴、太冲穴。

功用：消肿利咽，降压平喘。

正坐或仰卧，一手食指置于颈前喉结旁开1寸处，
则食指指腹所按处即为该穴

膻中穴

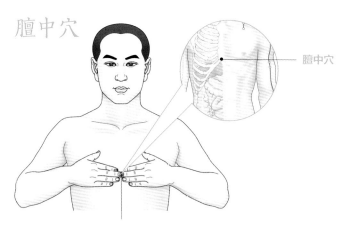

膻中穴

正坐，伸双手向胸相触，手掌放松，约成瓢状，掌心向自己，中指指尖置于双乳的中点位置即是该穴

急性乳腺炎：膻中穴配曲池穴和合谷穴。
功用：宽胸理气。

内庭穴

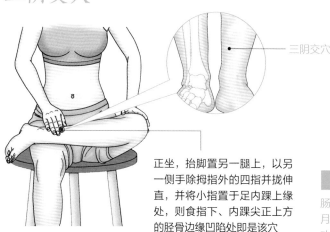

内庭穴

牙龈肿痛：内庭穴配合谷穴。
热证：内庭穴配太冲穴、曲池穴、大椎穴。
功用：清降胃火，通涤腑气。

正坐屈膝，把一脚抬起放另一腿上，用对侧手之四指在脚底托着，手的拇指在脚背，并置于第二趾与第三趾之间，脚缝尽处的凹陷处即是该穴

三阴交穴

三阴交穴

正坐，抬脚置另一腿上，以另一侧手除拇指外的四指并拢伸直，并将小指置于足内踝上缘处，则食指下、内踝尖正上方的胫骨边缘凹陷处即是该穴

肠鸣泄泻：三阴交穴配足三里穴。
月经不调：三阴交穴配中极穴。
功用：通络止血，调经止痛。

环跳穴

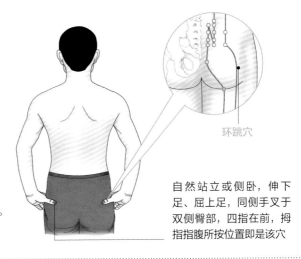

环跳穴

配伍治病

腰痛：环跳穴配殷门穴、阳陵泉穴和委中穴。
风疹：环跳穴配风池穴和曲池穴。
功用：健脾益气，通络止痛。

自然站立或侧卧，伸下足、屈上足，同侧手叉于双侧臀部，四指在前，拇指指腹所按位置即是该穴

乳根穴

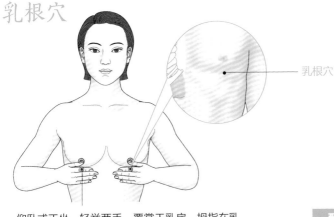

乳根穴

仰卧或正坐，轻举两手，覆掌于乳房，拇指在乳房上，其余四指在乳房下，食指贴于乳房边缘，食指指间关节下正对乳头处即是该穴

配伍治病

乳汁不足：乳根穴配膻中穴、少泽穴。
功用：燥化脾湿，通乳。

四白穴

以两手中指和食指并拢伸直，不要分开，中指指腹贴于两侧鼻翼，食指指尖所按之处即是该穴

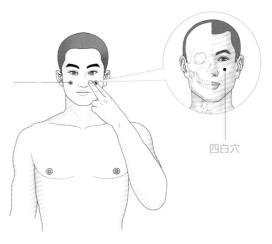

四白穴

配伍治病

口眼歪斜：四白穴配阳白穴、地仓穴、颊车穴、合谷穴。
眼睑𥉂动：四白穴配攒竹穴。
功用：通络明目，活血养颜。

五脏六腑舒缓按摩

强心安神按摩法

心是人体极为重要的器官，位居胸中，是生命活动的中心。心主神明、主血脉，开窍于舌。它是各脏腑进行协调活动的主宰，故《黄帝内经》中说，"心者五脏六腑之大主"，也就是说，在心的领导下，各脏腑互相联系，分工合作，构成一个有机的整体。

强心安神按摩法

按压心区法

将右手拇指和食指、中指张开，以第5掌骨为重点着力点按压中庭穴，全掌施压力度由轻至中等强度，持续按压3分钟。

点按乳房法

沿胸骨柄外侧二行三排六点，按压乳根穴，左顺右逆十二点，隔掌垫打3下库房穴。

回阳救急法

以一手按压大陵穴，固定不动，等待以候气行。另一手掐点中指指端的中冲穴，固定不动，等待以候气行。

补心宁神法

先以左手中指按压住大椎穴，再以右手拇指和中指按顺序扣按心俞穴、膈俞穴部位的筋；然后将两手中指和食指移向两肋，扣住不动，两拇指扣住两侧膏肓穴，以指端拨筋，至患者胸部感觉舒适为止。

精确取穴

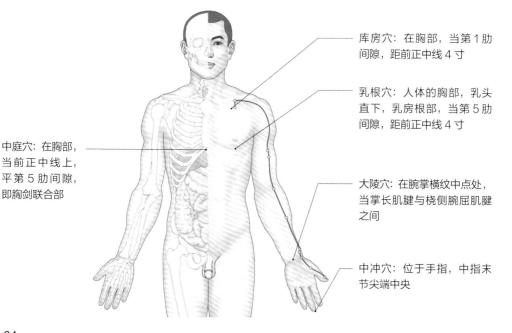

库房穴：在胸部，当第1肋间隙，距前正中线4寸

乳根穴：人体的胸部，乳头直下，乳房根部，当第5肋间隙，距前正中线4寸

中庭穴：在胸部，当前正中线上，平第5肋间隙，即胸剑联合部

大陵穴：在腕掌横纹中点处，当掌长肌腱与桡侧腕屈肌腱之间

中冲穴：位于手指，中指末节尖端中央

清肺宽胸按摩法

肺位居胸中，在脏腑中处于较高的位置，因所处的位置高，所以又称肺为"华盖"。肺上连气管、喉咙，开窍于鼻。其主要功能为主一身之气，司呼吸、宣发肃降、通调水道、外合皮毛等。因肺叶娇嫩，不耐寒热，容易受邪，故又称为"娇脏"。肺在五行中属金。手太阴肺经与手阳明大肠经相互络属，故肺与大肠互为表里。

妙手养生之按摩

清肺宽胸按摩法

开胸调气法

先仰卧，以双手拇指指尖点按期门穴，然后以拇指分推第 2、3 肋弓，并拨两腋前面的筋，再以掌根重按中府穴、云门穴。然后用掌心按于左侧库房穴，手指紧按紫宫穴、华盖穴，伴随呼吸以中等力度按压，3~5 分钟后徐徐抬起。

宽胸开窍法

先以两手食指、中指扣住两侧肩井穴，拇指指腹缓推风府穴、哑门穴十余次。双手拇指指腹合按百劳穴后，再分按两侧风门穴，缓缓按压，再以两拇指指腹按两侧肺俞穴，并扣拨 25 次。

精确取穴

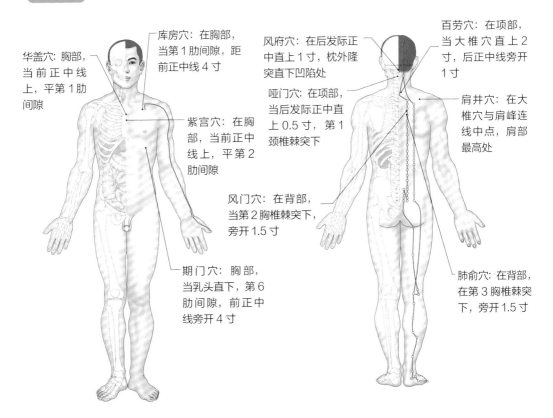

华盖穴：胸部，当前正中线上，平第 1 肋间隙

库房穴：在胸部，当第 1 肋间隙，距前正中线 4 寸

紫宫穴：在胸部，当前正中线上，平第 2 肋间隙

期门穴：胸部，当乳头直下，第 6 肋间隙，前正中线旁开 4 寸

风府穴：在后发际正中直上 1 寸，枕外隆突直下凹陷处

哑门穴：在项部，当后发际正中直上 0.5 寸，第 1 颈椎棘突下

风门穴：在背部，当第 2 胸椎棘突下，旁开 1.5 寸

百劳穴：在项部，当大椎穴直上 2 寸，后正中线旁开 1 寸

肩井穴：在大椎穴与肩峰连线中点，肩部最高处

肺俞穴：在背部，在第 3 胸椎棘突下，旁开 1.5 寸

疏肝理气按摩法

肝是人体五脏之一，位于右胁下，胆附于其上，二者经脉互相络属而成表里关系。现代医学认为，肝的主要功能为贮藏和排泄胆汁，另外具有抗氧化、储存肝糖原、参与蛋白质合成等功能。中医认为，肝与胆相为表里，开窍于目，肝主藏血，主疏泄，有贮藏和调节血液的功能。《素问·五脏生成》："肝之合筋也，其荣爪也。"肝又为将军之官，主谋虑。

疏理肋弓法

患者仰卧，医立其左，背向其面。先以掌指着肤，双手由外沿肋间分推疏理 5 次；继以双手拇指分推肋弓 5~7 次；再以两拇指指尖点按两侧期门穴、章门穴；最后将两手五指分开移向两侧胁下，以提拢之势沿肋间隙向上疏理 3 次。

疏通气机法

先以右手食指、中指缓慢按压鸠尾穴、幽门穴；再将左手自然摊开，伸向右胁外下方第 8、9、10 肋部位；五指并拢，逐渐按压，相对用力，待感觉气机通畅即停止。

疏肝健脾法

收回左手并将右手食指、中指略抬，改为全掌着肤，向任脉缓慢滑动。拇指和食指、中指分开，以第 2 掌骨上的肌肉为着力点，按压上脘穴，以食指指腹持续按压 1~2 分钟。

精确取穴

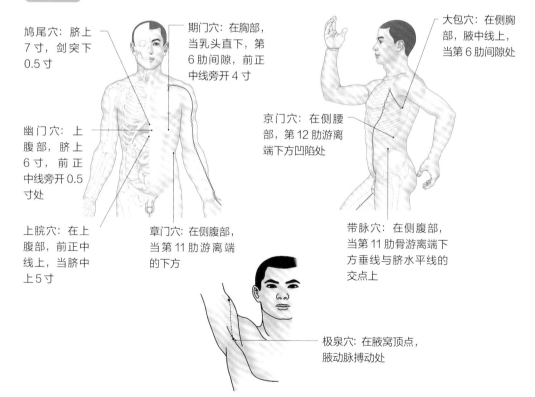

鸠尾穴：脐上 7 寸，剑突下 0.5 寸

期门穴：在胸部，当乳头直下，第 6 肋间隙，前正中线旁开 4 寸

幽门穴：上腹部，脐上 6 寸，前正中线旁开 0.5 寸处

上脘穴：在上腹部，前正中线上，当脐中上 5 寸

章门穴：在侧腹部，当第 11 肋游离端的下方

大包穴：在侧胸部，腋中线上，当第 6 肋间隙处

京门穴：在侧腰部，第 12 肋游离端下方凹陷处

带脉穴：在侧腹部，当第 11 肋骨游离端下方垂线与脐水平线的交点上

极泉穴：在腋窝顶点，腋动脉搏动处

健胃利脾按摩法

脾胃居于中焦，主管饮食的消化、吸收和转运，为人体提供生命活动所需要的物质。脾胃为后天之本，胃的主要生理功能是收纳熟饮食物，为水谷精微之仓、气血之海，胃以通降为顺，与脾互为表里。脾主运化、主统血、主肌肉、调节水液，其华在唇，开窍于口。

健胃利脾按摩法

宽中和胃法

以右手按于脘部，从右至左，徐徐揉动。

和胃降浊法

用双手共同按压气冲穴，按压约半分钟后放松，继续点按两侧足三里穴，使酸胀感传至足部即止。

清畅食管法

接上式，先压放大包穴，然后单臂上举，头向另一侧稍转，依次点按周荣穴、食窦穴，待自觉食管通畅之后，再自中府穴至大横穴轻缓推摩 3~5 次。

脾胃双调法

医者左手拇指按住患者大椎穴，右手拇指和中指分拨其脾俞穴、胃俞穴、意舍穴和胃仓穴。

精确取穴

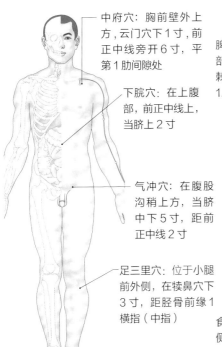

中府穴：胸前壁外上方，云门穴下 1 寸，前正中线旁开 6 寸，平第 1 肋间隙处

下脘穴：在上腹部，前正中线上，当脐上 2 寸

气冲穴：在腹股沟稍上方，当脐中下 5 寸，距前正中线 2 寸

足三里穴：位于小腿前外侧，在犊鼻穴下 3 寸，距胫骨前缘 1 横指（中指）

脾俞穴：在背部，第 11 胸椎棘突下，旁开 1.5 寸

胃俞穴：在背部，第 12 胸椎棘突下，旁开 1.5 寸

大椎穴：在颈部下端，第 7 颈椎棘突下凹陷处

意舍穴：在背部，第 11 胸椎棘突下，旁开 3 寸

胃仓穴：在背部，第 12 胸椎棘突下，旁开 3 寸

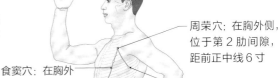

周荣穴：在胸外侧，位于第 2 肋间隙，距前正中线 6 寸

食窦穴：在胸外侧，位于第 5 肋间隙，距前正中线 6 寸

大包穴：在侧胸部，腋中线上，位于第 6 肋间隙处

调补肾阳按摩法

肾是五脏之一，居于下焦，位于腰部、脊柱的两旁，左右各一。它的主要生理功能是藏精、主管生长发育和生殖、主水和主纳气，并与骨、髓、耳密切相关。由于肾中具有精、气、阴、阳，如《医原》所说："肾为阴阳互根之地，精气之本原。"肾中的精、气、阴、阳来源于先天，受于父母，故称"肾为先天之本"。

开胸健肺法

医者双手重叠，置于患者膻中穴处，随患者呼吸按压数次，用拇指指尖点揉膻中穴、中府穴、云门穴。

点按膀胱经法

医者两拇指指腹，沿夹脊穴由第1胸椎开始，两指同时逐节下点脊椎棘突间隙，每个穴位点按3~5秒。

摩运肾俞法

接上式，医者双手拇指点按患者申脉穴、肾俞穴，再将双手摩擦至热，按压患者的命门穴、肾俞穴。

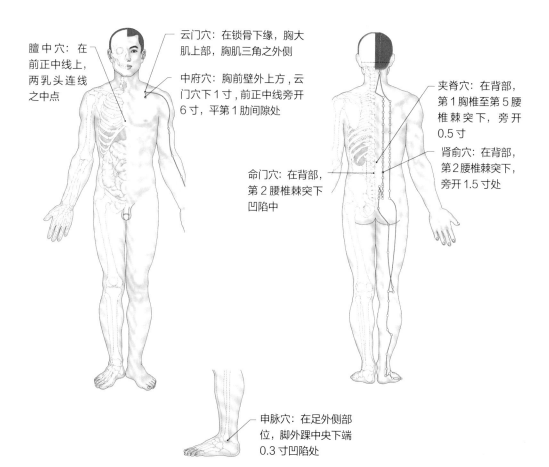

膻中穴：在前正中线上，两乳头连线之中点

云门穴：在锁骨下缘，胸大肌上部，胸肌三角之外侧

中府穴：胸前壁外上方，云门穴下1寸，前正中线旁开6寸，平第1肋间隙处

命门穴：在背部，第2腰椎棘突下凹陷中

夹脊穴：在背部，第1胸椎至第5腰椎棘突下，旁开0.5寸

肾俞穴：在背部，第2腰椎棘突下，旁开1.5寸处

申脉穴：在足外侧部位，脚外踝中央下端0.3寸凹陷处

推腹清脏按摩法

大肠、小肠、膀胱是腹部的主要器官。小肠的上口在幽门处与胃相连，下口在阑门处与大肠相连，主要生理功能是受盛化物和泌别清浊。大肠主要接纳、传导经小肠消化吸收后的食物糟粕，与水液传导和排泄糟粕。膀胱位于下腹前部中央，呈囊状，主要功能是贮存尿液，经气化排泄尿液。

妙手养生之按摩

推腹清脏按摩法

推揉腹部法

将右手五指张开，从剑突下推至中脘穴，以第2掌骨为着力点按压，拇指和食指掐压于双侧腹哀穴约2分钟，最后下推揉至气海穴。

按揉膀胱法

接上式，医者五指并拢，滑按至关元穴、中极穴，用摩法对患者膀胱徐徐揉动半分钟，逐渐改为压掌，由轻而重，至中等力度，按揉约2分钟。

调气活血法

医者两拇指合点患者神阙穴，两拇指合点左侧肓俞穴，两拇指合点气海穴，两拇指分点天枢穴。

点穴利湿法

取石门穴、关元穴各一穴，左右各点按5分钟。

精确取穴

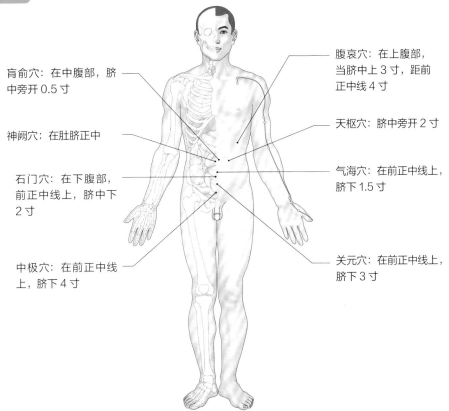

肓俞穴：在中腹部，脐中旁开0.5寸

神阙穴：在肚脐正中

石门穴：在下腹部，前正中线上，脐中下2寸

中极穴：在前正中线上，脐下4寸

腹哀穴：在上腹部，当脐中上3寸，距前正中线4寸

天枢穴：脐中旁开2寸

气海穴：在前正中线上，脐下1.5寸

关元穴：在前正中线上，脐下3寸

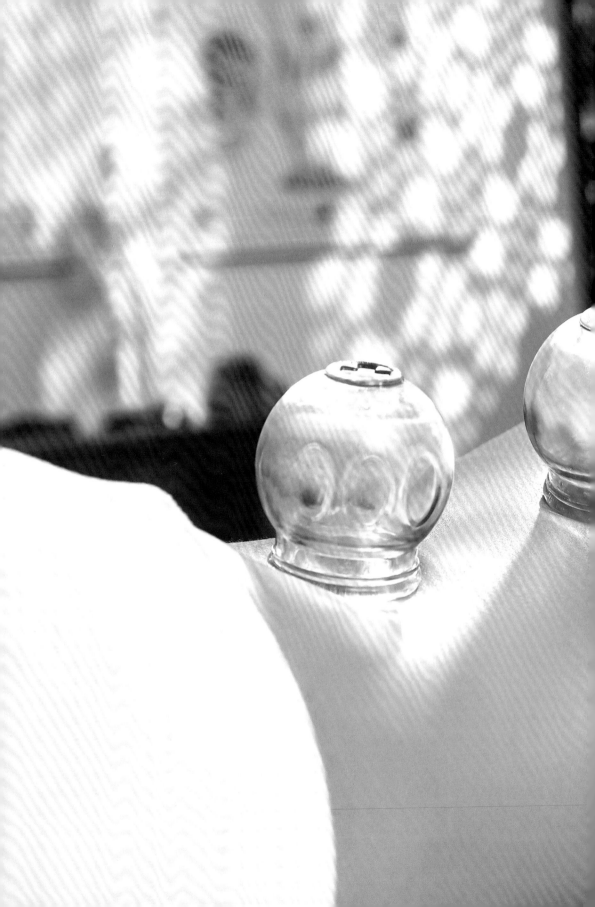

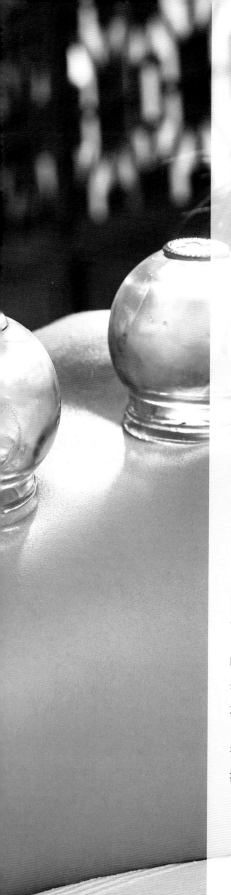

第四章

简单拔罐
不求人

拔罐疗法在古代中国有着悠久的历史，早在西汉时期的《五十二病方》中就有关于"角法"（类似于后世的火罐疗法）的记载。

拔罐疗法是以一系列特制的罐具，采用燃烧或抽吸等方法，使罐内空气排出而形成负压，吸附在人体表面的穴位或治疗部位上，对局部皮肤形成吸拔刺激，造成体表局部充血，从而治疗疾病的一种自然疗法。

本章采用直观易懂的图解形式，将拔罐的相关知识用表格、图片的形式展示出来，特别是将拔罐过程流程化，让读者一目了然。

种类繁多的罐具

在古代，拔罐疗法一般选用动物的角来做罐具。在后来漫长的发展过程中，罐具的种类逐渐丰富起来，主要有以下几种。

玻璃罐

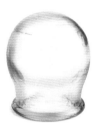

采用耐热、质硬的透明玻璃制成，形状如笆斗，肚大口小，罐口平滑。优点是，使用时可以窥见罐内皮肤充血、出血等情况，便于掌握拔罐治疗的程度。

竹罐

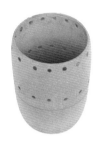

竹罐的特点是价格低廉、不易摔碎，而且轻巧灵便，但是容易爆裂、漏气。如果要制作竹罐，首先应选用坚固的、没有节痕的、竹身正圆的竹子，将之截成6~9厘米长的管状，一端留节为罐底，另一端作为罐口。

陶罐

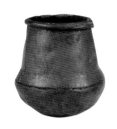

由陶土烧制而成，罐具两端较小，中间略向外展，形同腰鼓。口径的大小不一，口径小的略短，口径大的则较长。特点是吸附力强、较重，且落地易碎。

抽气罐

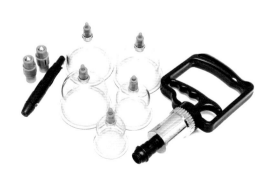

注射器抽气罐

这种罐具用药瓶制成。将瓶底磨掉，制成光滑的罐口，但瓶口处的橡皮塞要保留，以作抽气之用。

空气唧筒抽气罐

用唧筒连接罐具制成，多用玻璃或有机玻璃。

橡皮排气球抽气罐

由橡皮排气球连接罐具而成。分为筒装式、精装式和组合式三种。

电动抽气罐

把罐具连接在电动吸引器上。

各式各样的常用拔罐法

按照一定的方法进行归纳，拔罐疗法可以分成许多种类，具体如下。

按拔罐形式分类

按此种方法可分为：单罐法，即单罐独用，主要用于病变范围较小的部位和压痛点。在拔罐治疗过程中，可按病变的范围大小，选择口径适当的罐具，将其吸拔在病变部位或者人体穴位上。多罐法，又称排罐法，即多罐并用，主要用于病变范围比较广泛的疾病。如腰背痛、胁肋痛等病症，其病变组织面积较大，即可采用此法。闪罐法，这是指在吸拔上火罐后立即取下，再反复吸拔多次的方法。主要用于虚证、四肢麻木、肌肉疼痛等病变部位较广泛或游移不定的疾病。留罐法，即吸拔后将火罐留置在皮肤上一段时间的方法。主要用于治疗脏腑病、久病、病位较深或者病变部位固定的疾病，此方法在实践中多与闪罐法相结合使用，即在大面积部位进行闪罐后，在俞穴及反应点处留罐。走罐法，又称推罐法，是指吸拔后，在皮肤表面来回推拉罐具的方法，主要用于吸拔腰背、大腿等面积较大、肌肉丰厚的部位。

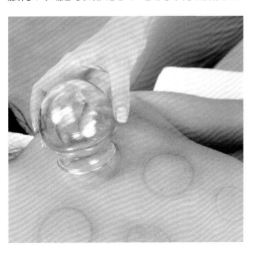

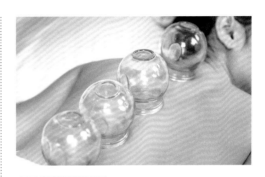

按排气方法分类

按此种方法可分为：火罐法，即利用火力燃烧排去空气，以产生吸拔力的方法；水罐法，即利用水蒸气的热气排去空气，以产生吸拔力的方法；抽气罐法，即利用针管抽出空气，以产生吸拔力的方法；挤压罐法，即用手挤压橡胶球排出空气，以产生吸拔力的方法。

按综合治疗方法分类

按此种方法可分为以下四种。温水罐法，即在罐内贮入一定量的温水后再吸拔火罐的方法，主要用于表证、热证等。针罐法，即先在穴位或病变部位上进行针刺，再吸拔火罐的方法。具体来说，此法又可细分为二：一是留针罐，一是出针罐。前者是指先在一定部位或者穴位上进行针刺，然后通过一定手法以产生针感，留针拔罐。后者是指先在一定部位或穴位上针刺，随后出针再拔罐，此法多用于患病较深的部位。药罐法，即用药水煮火罐或在罐内贮存药液，然后吸拔的一种方法。刺络罐法，即先用三棱针、皮肤针等针刺穴位使之出血，再拔罐的一种方法，主要用于顽麻奇痒、扭伤、挫伤等症。

拔罐的各种方法

多罐法

一般罐与罐的间距应小于3.5
厘米

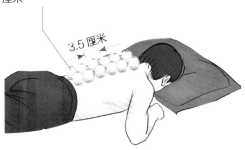

指罐具多而排列紧密的拔罐法，一般罐与罐的间距应小于 3.5 厘米。这种方法多用于身体强壮的年轻人，或者病症反应强烈、发病范围广泛的患者。

闪罐法

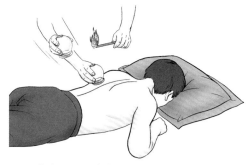

指罐具吸拔在应拔部位后随即取下，反复操作至皮肤潮红时为止的一种拔罐方法。此法的兴奋作用较为明显，适用于肌肉萎缩、局部皮肤麻木、脑卒中后遗症、内脏疾病等病症。

血罐法

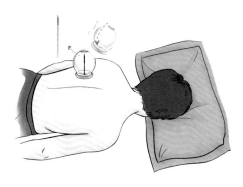

也称刺络罐法，具体操作方法是先用针刺穴位或病变部位，然后再拔罐并留罐的方法。

轻刺以皮肤出现红晕为标准；稍重刺是以轻微出血为标准；重刺是以点状出血为标准。针刺后再拔罐并留罐，在选用罐具时，最好采用透明罐具，这样便于观察罐内的皮肤出血状况。

走罐法

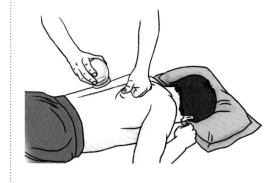

又称推罐法或行罐法。多用于胸背、腹部、大腿等肌肉丰厚、面积较大的部位。在需要拔罐的部位，往返推动，至所拔部位的皮肤红润、充血，甚至瘀血时，将罐拔下。本方法常用于治疗麻痹、肌肉萎缩、神经疼痛和风湿痹痛等症。

拔罐前要准备的工作

在拔罐治疗的过程中，除根据病情选用所需的罐具外，还需要准备燃料、针具等其他辅助工具，以及找准拔罐罐口部位，具体如下。

拔罐前需要准备的其他材料

燃料

酒精

在采用火罐法时，是以燃烧作为排气手段的，所以在治疗时一般均选用热能高而挥发快的酒精作为燃料。酒精作为燃料的特点是火力猛、热量高，能迅速排出罐内空气，吸拔力强。而且，一旦吸拔在皮肤上，可迅速熄灭火，不容易烫伤皮肤。

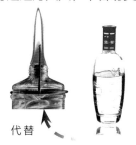

代替

油料

食用油料亦可作为燃料使用。但是油料作为燃料的缺点是燃烧得比较慢，而且有烟，容易把患者皮肤弄脏。

缺点

纸片

纸片也可作为燃料使用，但不能选用那些厚、硬且带色的纸张。因为这些纸张的热力不够，而且很容易烫伤皮肤。

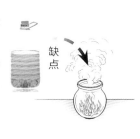

针具

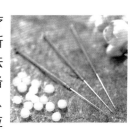

因在拔罐治疗中有刺络罐法，所以在进行这种方法的治疗中，应准备针灸毫针、三棱针、皮肤针等各种相应的针具。

消毒用品

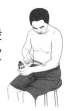

进行拔罐治疗前，一般都要用酒精脱脂棉球清洁皮肤、消毒罐具。

润滑剂

在拔罐中使用润滑剂，主要是为了加强罐口与皮肤接口的密度，以保持火罐的吸拔力。此时的润滑剂一般应选用凡士林、石蜡和植物油等。除此之外，有的润滑剂还有保护皮肤、提高治疗效果的作用。

治疗烫伤的药物

火罐法是经常使用的一种拔罐疗法，在拔罐治疗的过程中很有可能因操作者的失误而烫伤患者的皮肤。所以，最好在进行拔罐前准备好纱布、医用胶带、甲紫和其他治疗烫伤的药膏等。

找准拔罐罐口部位

胸腹部罐口部位的划分

罐口部位	人体位置	穴位	主治
1.华盖区	前胸正中线上，在咽喉凹陷与心窝凹陷之间的部分	华盖、紫宫、玉堂	咳嗽、咽肿、气喘、喉痹、呕吐、两乳肿痛
2.前心区	心窝	鸠尾、巨阙	咳嗽、呕吐、咯血、哮喘、心悸、胸痛、惊悸、癫痫
3.胃脘区	在心窝的凹陷处下方	上脘、中脘	腹痛、呕吐、惊悸
4.肠区	与胃脘区相邻	水分、神阙、阴交	腹痛、腹胀、腹泻、食积不化、呕吐、痞块
5.脐中区	以肚脐中央为罐口部位的中心	水分、神阙、阴交	腹痛、腹泻、水肿、鼓胀、反胃、呕吐、大小便不利
6.气海区	肚脐下方	阴交、石门、气海	腹胀、月经不调、前列腺炎
7.左胃区 8.右胆囊区	在以乳中和胸部连线中点，向上和向下延伸成的一条直线上	太乙、滑肉门	不思饮食、呕吐、腹胀、腹痛、消化不良
9.左右肠区	与肠区相邻	天枢、外陵	胃肠炎、肾炎、高血压、肝炎、胆囊炎
10.左右结肠区	位于肚脐两侧	大巨、水道	呕吐、腹胀、腹痛、腹泻、遗尿、癫狂
11.左右小腹区	位于脐旁	中注	腹胀、腹痛、腹泻、前列腺疾病及胃肠疾病
12.前肺尖区	自前胸正中线旁开，平第1肋骨间隙处，至肩峰端与第1肋骨间凹陷处	中府、云门	烦热、恶寒、皮肤痛、面目浮肿、胸痛、肩背痛、肩臂不举
13.左乳根区 14.右期门区	胃脘区旁开，肋骨下缘处，直对乳中	期门	目眩、咳嗽、呕吐酸水、胸胁胀满
15.左右腹区	在乳中上下所成的直线上，左乳根区和期门区的下面	日月、承满、梁门	腹胀、腹水、消化不良、便秘、小腹冷痛
16.大包区	位于腋下，自心窝外至腋中线上，第6肋间隙中	大包	全身疼痛、胸胁胀痛、四肢无力、瘀血凝滞
17.章门区	肠区旁开，与腋下第11肋游离端下缘相交处	京门、章门、带脉	面肿、呕吐、肋肋痛、腹胀、腹水、肠疝痛、腰痛

胸腹部罐口部位

1. 华盖区 2. 前心区
3. 胃脘区 4. 肠区 5. 脐中区
6. 气海区 7. 左胃区 8. 右胆
囊区 9. 左右肠区 10. 左右结
肠区 11. 左右小腹区 12. 前
肺尖区 13. 左乳根区 14. 右
期门区 15. 左右腹区 16. 大
包区 17. 章门区

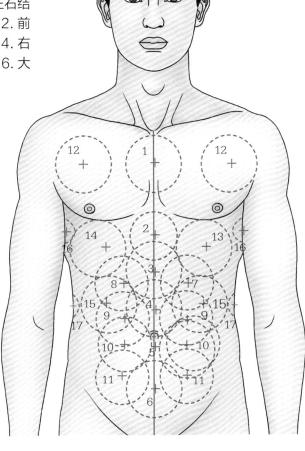

腿部罐口部位的划分

罐口部位	人体位置	穴位	主治
股骨区 （环跳区）	在骶管裂孔与股骨大转子最高点连线外1／3与中1／3交点处	环跳	坐骨神经痛、类风湿性关节炎、下肢麻痹
内外膝眼区	膝盖两侧的凹陷处	阴陵泉	坐骨神经痛、风湿性关节炎、类风湿性关节炎
委中区	在膝盖后中央	委中	下肢麻痹、坐骨神经痛

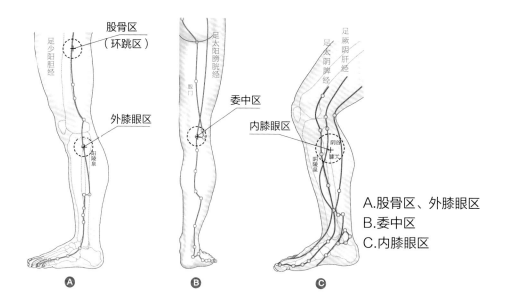

A.股骨区、外膝眼区
B.委中区
C.内膝眼区

腰背部罐口部位的划分

罐口部位	人体位置	穴位	主治
1.大椎区	第7颈椎棘突与第1胸椎棘突间的凹陷处	大椎、陶道	高血压、头痛、失眠、咳嗽、哮喘、呕吐
2.神道区	在大椎区下，第5、第6胸椎棘突之间的凹陷处	身柱、神道	发热恶寒、头痛、中风、小儿惊痫、抽搐、失眠
3.后心区	在第7、第8胸椎棘突之间的凹陷处，与前心区相对应	至阳、膈俞	心绞痛等心脏病、腰背痛、疔疮、咳嗽、气喘
4.后胃区	在后心区下面，第10胸椎棘突下	中枢、胆俞	痉挛、抽搐、腰背强急疼痛、胃脘痛、肝病
5.后肠区	属督脉，在第11、第12胸椎棘突间凹陷处	脊中	癫痫、呕吐、鼓胀、胃脘痛、消化不良
6.命门区	在第2腰椎棘突下凹陷处	悬枢、命门	水肿、失眠、腹痛、月经不调、胃炎、肠炎
7.腰中区	位于第4、第5腰椎棘突间凹陷处	腰阳关	腰骶痛、腰椎间盘突出症、坐骨神经痛、下肢麻痹
8.尾根区	尾骨周围	腰俞、上髎、次髎、中髎、下髎	下肢麻痹、前列腺炎等男科病、妇科病、腰肌劳损
9.左右肺区	位于肩胛骨边缘，距脊椎最近处，与脊椎连线的中点处，在大椎区斜下方	大杼、风门、肺俞	感冒发热、咳嗽、头痛、胸背痛

罐口部位	人体位置	穴位	主治
10.左右心俞区	第5胸椎棘突旁，神道区旁	厥阴俞、心俞	牙痛、咳嗽、癫痫、失眠、健忘、胸闷
11.血会区	于后心区旁，罐口边缘接近脊椎	膈俞	发热恶寒、咳嗽气喘、咳逆吐血、腰背强痛
12.肝上尖区 13.脾上尖区	第9胸椎棘突旁，后心区旁	肝俞、胆俞、脾俞	癫痫、眩晕、黄疸、头痛、中风、咳嗽、腰背痛
14.胆区 15.胰区	在后胃区旁，脾上尖区、肝上尖区的下面，第11、第12胸椎棘突旁	脾俞、胃俞	水肿、呕吐、胃病、黄疸等肝胆病、胰腺疼痛
16.肾俞区	在命门区旁	三焦俞、肾俞、气海俞	水肿、头痛、失音、遗尿、遗精、妇科病
17.腰区	在腰中区两侧	大肠俞、小肠俞、关元俞	腰背强痛、痛经等妇科病、糖尿病、男科病
18.中膂区	在尾根区两侧	中膂俞、白环俞	腰背痛、腰部神经痛、阴部湿痒肿痛、下肢瘫痪
19.后肺尖区	在左右肺区旁，肩胛骨内侧缘上端	天宗、秉风、天髎	肩关节周围炎、咳嗽、气喘、感冒、肺结核
20.右肝区 21.左脾区	在肩胛骨边缘下，与后胃区平行	阳纲	头痛、头晕、呕吐、泄泻、类风湿性关节炎
22.肝下尖区 23.脾下尖区	在肝区的下面，与后胃区平行，在肩胛骨下缘向下一个罐口的部位	胃仓	头痛、头晕、呕吐、泄泻、类风湿性关节炎
24.肾区	第1、第2腰椎棘突旁，在肾俞区旁，人体肾脏的体表部分	志室	两肋急痛、水肿、肝病、胃病、肾病
25.侧腰区	与腰中区平行，与左右腰区相邻，在肾区下	腰眼	腰腿病、下肢疼痛、下肢瘫痪、肾炎
26.侧颈区	位于大椎穴与肩峰端连线中点的肩部顶端	肩井	肩背痛、颈淋巴腺炎、颈椎病、落枕

简单拔罐不求人

腰背部罐口部位

1.大椎区 2.神道区 3.后心区 4.后胃区 5.后肠区 6.命门区 7.腰中区 8.尾根区 9.左右肺区 10.左右心俞区 11.血会区 12.肝上尖区 13.脾上尖区 14.胆区 15.胰区 16.肾俞区 17.腰区 18.中膂区 19.后肺尖区 20.右肝区 21.左脾区 22.肝下尖区 23.脾下尖区 24.肾区 25.侧腰区 26.侧颈区

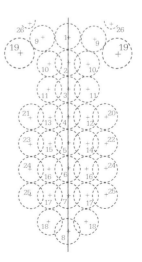

如何给罐具排气

排气是拔罐前的一项重要操作，与拔罐效果密切相关。排气法可以分为火力排气法、水蒸煮排气法、抽气排气法等。

抽气排气法

即直接将空气从罐内抽出的方法。可以先将罐具倒扣在需要拔罐的部位上，然后用注射器从橡皮塞中抽出罐内空气，使之产生负压，吸住皮肤。也可以用抽气筒套在塑料罐具的活塞上，将空气抽出。

火力排气法

火力排气法是指借助火焰燃烧时产生的热力，以排去罐内空气而产生负压的方法，这也是最常用的一种排气方法。具体来讲，火力排气法又可以细分为以下六种。

投火法

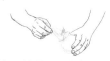

将质地柔软的纸片点燃后投入罐内，迅速将罐倒扣在应拔部位上。

闪火法

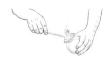

用镊子夹住燃烧的酒精棉球，伸进罐内旋转片刻，然后迅速抽出，并立即将罐倒扣在应拔部位上。

贴棉法

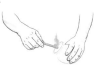

先取一块大小为 0.5~1 平方厘米的脱脂棉片，拉薄后用酒精浸湿，贴在罐内壁中上段，用火点燃后，迅速将罐倒扣在应拔部位上。

滴酒法

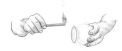

先在罐内底部滴入几滴酒精，然后将罐口横放，旋转 1~3 圈，以使酒精均匀地流过罐内壁，点燃后，迅速将罐倒扣在应拔部位上。

架火法

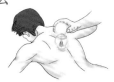

用不易燃但可以传热的小物品放在应吸拔的部位上，然后放上一个酒精棉球，点燃后将罐倒扣上，可产生较强吸力，使罐被吸住。

弹簧架法

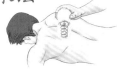

先用一根长短适宜的铁丝绕成弹簧状，将弹簧的一端制成钩状。需要时将一个浸有酒精的棉球挂在钩上，点燃后用罐扣住即可。

水蒸煮排气法

用火既可以排气，用水亦可以排气，下面介绍两种用水排气的方法。

简单拔罐不求人

水煮罐排气法

1

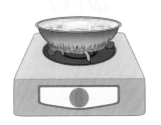

将竹罐放在沸水中煮 2~3 分钟。

2

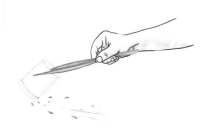

用镊子将罐具夹出，甩去水液。

3

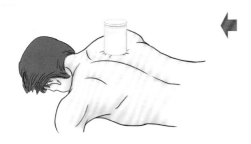

趁热将罐具倒扣在皮肤上，能吸住即可。

或

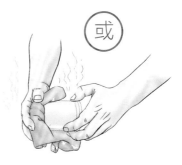

用折叠的毛巾紧捂罐口，以吸去水分，并保持罐内热度，防止空气进入。

水蒸气排气法

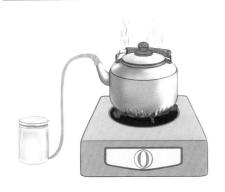

具体操作方法是先用一个水壶烧水，当水蒸气从壶嘴中喷出时，立即把罐具套于壶嘴上；几秒后，马上把罐具取下，迅速倒扣在应拔部位上。

拔罐是怎样将疾病治好的

现代医学认为，拔罐疗法可以治疗疾病，是通过对皮肤表面的吸拔作用，进而刺激人体的各部位器官，从而在一定程度上改善人体的新陈代谢和免疫能力。那么，拔罐是怎样将疾病治好的呢？下面将为你详细解答。

机械刺激作用

拔罐时火罐吸拔在皮肤上，这种吸拔力可以使局部皮肤的毛细血管扩张充血，并在一定程度上刺激局部的血液循环。吸拔力越大，这种刺激作用就越强，反之则越小。除此以外，这种吸拔力可以通过皮肤感受器、血管感受器等对大脑皮层产生刺激作用。实验表明，当用轻而缓的手法拔罐时，可使神经受到抑制；当用强而急的手法拔罐时，可使神经得以兴奋。因此，拔罐正是通过对吸拔力大小的调节和对不同吸拔部位的选择来改善人体的脏腑功能，并使之趋于平衡的。

温热刺激作用

在拔罐过程中，火罐中的温热刺激可以促使局部皮肤的毛细血管扩张，并促进其血液循环，加速新陈代谢，改善局部组织的营养状态，增强器官组织的活力。这些对治疗疾病都有一定的作用。

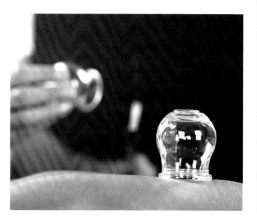

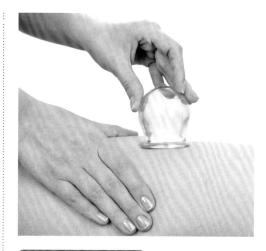

增强白细胞的吞噬能力

拔罐前后的实验表明，拔罐可以提高人体白细胞的吞噬能力。拔罐后，白细胞数略有增加，但增长数量并不明显，只是其吞噬细胞的功能大大提高了。这一点就说明，拔罐疗法可增强白细胞和巨噬细胞的吞噬能力，从而增强人体的抗病能力。

消炎作用

拔罐疗法可以刺激人体神经体液的调节功能，可在一定程度上促进病变部位的血液循环和新陈代谢，促进病变组织的恢复和再生。火罐的吸拔力可改善局部的血液循环，并迅速消除炎性渗出物和致痛因子，从而消除肿胀和疼痛。

如上所述，在吸拔火罐以后，局部的白细胞数量可轻微增加并且其吞噬能力也会得到很大提高。因此，细菌和病毒会被迅速吞噬，从而实现消炎的目的。

拔罐疗法的适应证与禁忌证

拔罐疗法经过数千年的演变发展，其治疗疾病的范围已经从比较单一扩展到颇为广泛，但是也有一些情况是不宜拔罐的。

拔罐疗法的适应证

- 循环系统方面的疾病：高血压、心脏供血不足等
- 呼吸系统方面的疾病：急性支气管炎、慢性支气管炎、肺水肿、肺炎、慢性哮喘、胸膜炎等
- 消化系统方面的疾病：急性胃炎、慢性胃炎、急性肠炎、慢性肠炎、消化不良、胃酸分泌过多等
- 神经系统方面的疾病：神经性头痛、肋间神经痛、坐骨神经痛、四肢神经麻痹、面神经痉挛、颈肌痉挛等
- 妇科方面的疾病：痛经、月经过多、闭经、盆腔炎等
- 运动系统方面的疾病：肩关节痛、肩胛痛、颈椎痛、肘关节痛、腰椎痛、膝关节痛、髋部痛、踝部痛等
- 外科方面的疾病：毛囊炎、急性乳腺炎、疖肿等

拔罐疗法的禁忌证

- 眼、耳、乳头、前后阴、心脏搏动处、毛发过多的部位以及骨骼凹凸不平的部位等
- 颈部以及其他体表有大血管经过的部位
- 患有出血倾向性疾病的人群
- 皮肤肿瘤患者
- 患有传染性皮肤病的患者
- 皮肤溃烂者或患有严重过敏的人群
- 关节肿胀或严重水肿的人群
- 急性骨关节或软组织损伤的患病部位
- 精神病、心力衰竭、活动性肺结核等患者

穴位拔罐保健康

百会穴——醒脑开窍，通督定痫

命名

百，数量词，多的意思；会，交会。"百会"指手足三阳经及督脉的阳气在此交会。本穴在人的头顶，即人的最高处，人体各经的阳气都交会于此，所以名"百会"。也称"顶中央穴""三阳五会穴""天满穴""天蒲穴""三阳穴""五会穴""巅上穴"。

拔罐方法

进行本穴拔罐时，患者常需理发，否则密封效果不好，影响疗效。头为诸阳之会，拔此穴对脑血管疾病的预防和治疗都有明显作用。其升提作用显著，对脏器下垂的疾病有一定的改善作用。

主治

（1）常拔这个穴位，具有开窍宁神的作用，能治疗失眠、神经衰弱。

（2）长期拔这个穴位，有平肝息风的作用，能辅助治疗头痛、眩晕、高血压、中风失语、痴呆、健忘、失眠、鼻塞等疾病。

（3）长期拔这个穴位，还有升阳固脱的作用，能治疗脱肛、子宫脱垂等疾病。

精确取穴

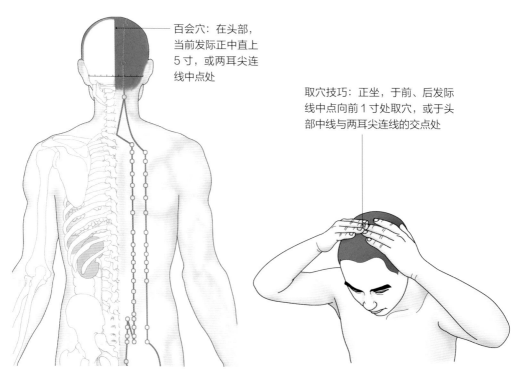

百会穴：在头部，当前发际正中直上5寸，或两耳尖连线中点处

取穴技巧：正坐，于前、后发际线中点向前1寸处取穴，或于头部中线与两耳尖连线的交点处

大椎穴——解表通阳，清脑宁神

命名

大，多的意思；椎，锤击之器，这里指穴内的气血物质实而非虚。"大椎"的意思是指手足三阳经的阳热之气由此处汇入本穴，并与督脉的阳气上行至头颈部。本穴物质一为督脉陶道穴传来的充足阳气；二为手足三阳经外散于背部阳面的阳气，穴内的阳气充盛，如椎一样坚实，故名"大椎"，也称"上杼穴"。"上杼"是指穴内气血为坚实饱满之状。

拔罐方法

根据人的体形，选择大小适当的罐具吸拔于大椎穴上，留罐 10~20 分钟，至皮肤出现充血现象为止。常拔此穴，具有调节阴阳、疏通经络、行气活血、清热解毒等作用，并能增强身体的免疫力。

主治

（1）拔这个穴位，有解表通阳、清脑宁神的作用，能够快速退热。

（2）拔这个穴位，还能够缓解感冒、肩背痛、头痛、咳嗽、慢性哮喘、中暑、支气管炎、湿疹、血液病等疾病。

（3）长期坚持拔这个穴位，还能够有效缓解五劳虚损、扁桃体炎等。

精确取穴

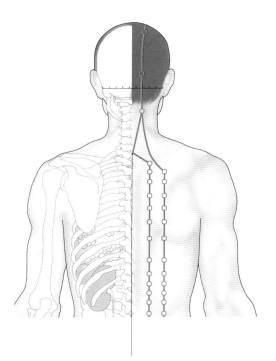

大椎穴：在颈部下端，在第 7 颈椎棘突下凹陷处

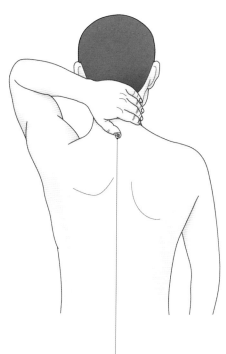

取穴技巧：正坐或俯卧，伸左手由肩上反握对侧颈部，虎口向下。四指扶右侧颈部，指尖向前，拇指指腹所在位置即是

85

内关穴——宁心安神，理气止痛

内，内部；关，关卡。"内关"是指心包经的体表经水由此穴位注入体内。本穴物质是间使穴传来的地部经水，流至本穴后，由本穴的地部孔隙从地之表部注入心包经的体内经脉，其经水的气化之气无法从本穴的地部孔隙外出体表，如同被关卡阻挡了一样，所以名"内关"，也称"阴维穴"。

拔罐方法

内关穴是手厥阴心包经的一个重要穴位，宜选择小号罐吸拔，留罐 10~20 分钟，至皮肤充血为止。常拔此穴，能使心包经气血畅通，对心血管疾病的预防和治疗有重要作用。手厥阴心包经历经上、中、下三焦，因此对肺及胃肠道疾病的疗效有显著改善作用，故常被称为"救命穴""心脏穴"。

主治

（1）拔此穴位，对于孕吐、晕车、手臂疼痛、头痛、眼睛充血、胸胁痛、上腹痛、腹泻、痛经等症状，具有明显的缓解作用。

（2）长期拔此穴位，对精神异常、风湿性疼痛、胃痛、中风、慢性哮喘、偏瘫、偏头痛、产后血晕、抑郁症，具有明显的改善和调理作用。

（3）长期拔此穴位，还能治疗失眠、心悸等。

精确取穴

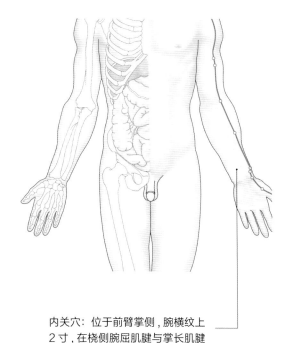

内关穴：位于前臂掌侧，腕横纹上2寸，在桡侧腕屈肌腱与掌长肌腱之间

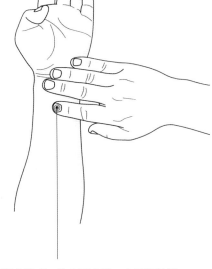

取穴技巧：将右手中间三个手指并拢，无名指放在左手腕横纹上，这时右手食指和左手手腕交叉的中点，就是内关穴

合谷穴——通经活络，清热凉血

命名

这个穴位名出自《灵枢·本输》，也称"虎口"，属于手阳明大肠经的原穴。它是古代全身遍诊法三部九候部位之一，即中地部，以候胸中之气。因为它位于拇指与食指之间的凹陷处，犹如两山之间的低下部分。拇指与食指的指尖相合时，在两指骨间有一处低陷如山谷的部位，所以称"合谷"。"虎口"是指手张开之后的形状就像大大的虎口一样。

拔罐方法

治疗时应将手握成拳状后再拔，效果会更好。一般宜选用小号罐，留罐10～20分钟。常拔合谷穴，能保持大肠经气血畅通，有利于毒素、废物的排出，从而起到美容养颜、疏风散表的作用。

主治

（1）合谷穴为全身的较大的刺激点，可以降低血压、镇静神经、调整身体功能，开关节而利痹疏风，行气血而通经散瘀。

（2）能治头面部的多种病症，不仅对牙齿、眼、喉等部位的疾病有良好的功效，还能缓解消渴等。

（3）能治疗一些妇科方面的疾病，如痛经、闭经，并能用于催产。

精确取穴

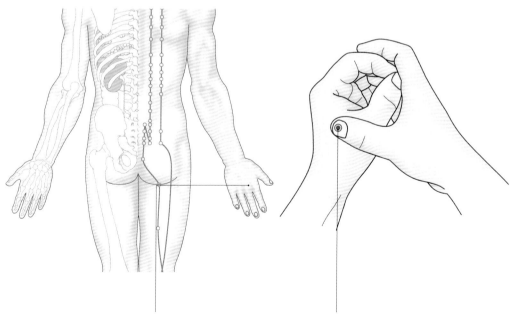

合谷穴：位于手背第1、2掌骨间，第2掌骨桡侧中点处

取穴技巧：一手轻握空拳，弯曲拇指与食指，两指指尖轻触，立拳，以另一手掌轻握拳外，以另一手拇指指腹垂直下压处即是该穴

神阙穴——温阳固脱，和胃理肠

命名

神，尊、上、长的意思，这里指父母或先天；阙，牌坊的意思。"神阙"的意思是指先天或前人留下的标记。此穴位也称"脐中""脐孔穴""气合穴""命蒂穴"等。神阙穴位于脐中，是任脉的重要穴位之一。脐为生命之根蒂，神气出入之门户，所以神阙穴的重要性不言而喻。

拔罐方法

拔罐时可选用中号或大号罐，留罐10~20分钟，负压不宜过大，至皮肤充血或出现轻度瘀血即可。现代医学的相关实验研究证明，常拔此穴，可有效提高人体免疫力，对治疗慢性病，如慢性支气管炎、哮喘、中风偏瘫等更适宜。

主治

（1）拔此穴位，有温阳固脱、和胃理肠的功效，对小儿泻痢有改善作用。

（2）常拔此穴位，能够治疗肠炎、痢疾、脱肛、子宫脱垂、水肿、中风、中暑、角弓反张、肠鸣、腹痛、泻痢不止等疾病。

精确取穴

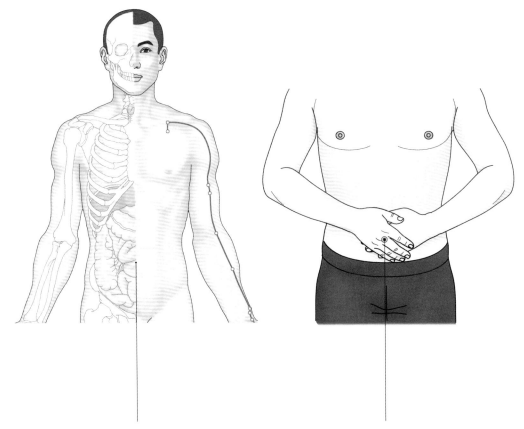

神阙穴：位于中腹部，脐中央

取穴技巧：在肚脐正中取穴即可

足三里穴——燥化脾湿，生发胃气

命名

足三里是胃经的合穴，也就是胃腑精气的聚集点，主治腹部上、中、下三部之症，因此名为"三里"。此穴位于人体下肢，为了和手三里穴相区别，所以称为"足三里"。

拔罐方法

宜选择小号罐，留罐 10~20 分钟。此穴属足阳明胃经，现代医学研究证实，常拔足三里穴，可增强胃肠功能、调整内分泌失调、提高免疫力，对失眠、头晕也有改善作用。因此，常拔此穴有很好的保健作用。

主治

经常拔此穴，能够理脾胃、调气血、补虚弱，防治肠胃疾病，对胃肠虚弱、食欲不振、身体羸瘦、腹膜炎、肠鸣、腹泻、便秘、消化及吸收不良、心悸气短、膝痛、下肢痿痹、脚气等病症都具有很好的疗效。

简单拔罐不求人

精确取穴

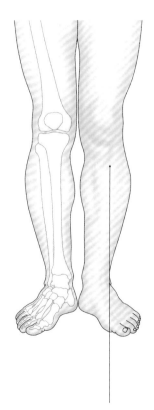

足三里穴：位于小腿前外侧，当犊鼻穴下 3 寸，距胫骨前缘 1 横指（中指）处

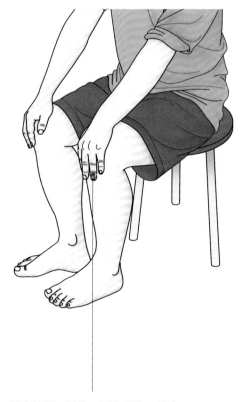

取穴技巧：正坐，屈膝 90°，掌心正对髌骨（左手对左腿，右手对右腿），手指指尖朝下，无名指指端处即是

三阴交穴——通络止血，调经止痛

三阴，即足三阴经；交，交会的意思。"三阴交"的意思就是指足部三条阴经中的气血物质在此穴交会。此穴物质有脾经提供的湿热之气、肝经提供的水湿风气、肾经提供的寒冷之气。三条阴经气血交会于此，故名"三阴交"。三阴交穴也称"承命穴""太阴穴""下三里穴"。"太阴"的意思是指本穴物质为足三阴经气血交会而成，位于足部，表现出较强的阴寒特性；"下三里"是指穴内气血场的范围，即本穴内气血场范围较大，犹如三里之广。

拔罐方法

三阴交穴为足太阴脾经的重要穴位，为足三阴经（肝、脾、肾）的交会穴。常拔此穴，可调补肝、脾、肾三经气血，对治疗内分泌失调、消化不良、脾胃虚弱等病症，效果显著。一般选择小号罐，留罐10~20分钟。

主治

（1）此穴是治疗妇科病的主穴，对妇科疾病很有疗效，如子宫功能性出血、月经不调、痛经、带下病、不孕、崩漏、闭经、子宫脱垂、难产、产后血晕、恶露不止等。

（2）常拔此穴位，还能治疗生殖系统的疾病，如遗精、遗尿、阳痿等。

（3）常拔此穴，能祛瘀生新。

精确取穴

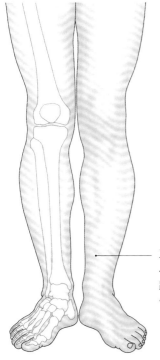

三阴交穴：位于小腿内侧，足内踝尖上3寸，胫骨内侧缘后方

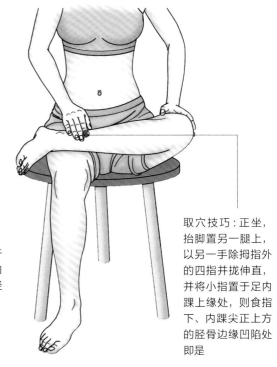

取穴技巧：正坐，抬脚置另一腿上，以另一手除拇指外的四指并拢伸直，并将小指置于足内踝上缘处，则食指下、内踝尖正上方的胫骨边缘凹陷处即是

涌泉穴——滋阴降火，散热生气

命名

涌，溢出的意思；泉，泉水。"涌泉"是指体内肾经的经水从此穴位溢出体表，所以称"涌泉"。

拔罐方法

涌泉穴属足少阴肾经。肾为先天之本，主藏精，因此经常拔此穴，可疏通足少阴肾经的经气，使肾气充足旺盛。人体精力充沛，不仅可以预防高血压、冠心病、脑血管病，还可以安神、固齿乌发、聪耳明目、延缓衰老。拔罐前，宜先将脚用温水浸泡10~15分钟，或拔罐后在罐具周围和皮肤接触处，涂上拔罐密封油或眼药膏，以起到密封作用。一般选用小号罐，留罐10~20分钟。

主治

（1）经常拔此穴，具有散热生气的作用。

（2）长期拔这个穴位，能补肾、清热、开郁。

（3）常拔这个穴位，还能治疗咽喉肿痛、头痛、目眩、失音、失眠、小便不利、中暑、中风、高血压、癫痫、女性不孕、月经不调、小儿惊风等疾病。

精确取穴

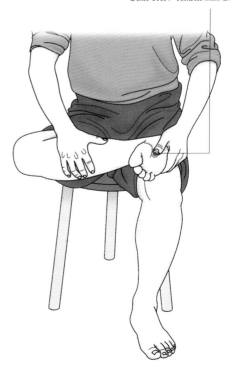

取穴技巧：正坐，跷一足于另一膝上，足掌朝上，用另一手轻握，四指置于足背，弯曲拇指，指腹按压处即是

涌泉穴：第2、3跖趾缝纹头端与足跟连线的前1/3与后2/3的交点上

学会拔罐，好处多多

增加活力拔罐法

　　活力指旺盛的生命力，包括个体所拥有的体力、情绪能量和认知灵活性这三方面内容。采用拔罐疗法拔相应穴位，能使身体健康强壮、精力充沛、饮食及睡眠良好等。同时还能稳定情绪，进而提高工作效率等。

拔罐操作方法

方法	取穴	操作方法
火罐法	关元穴、大椎穴、足三里穴	每日睡前在各穴位上留罐10~15分钟

精确取穴

大椎穴：在颈部后正中线上，第7颈椎棘突下凹陷下

关元穴：在下腹部，前正中线上，从肚脐往下3寸处

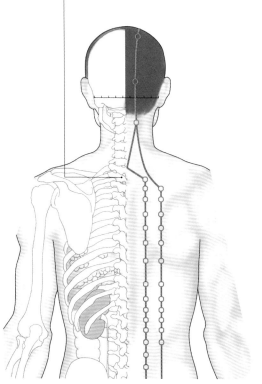

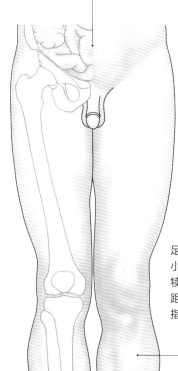

足三里穴：位于小腿前外侧，当犊鼻穴下3寸，距胫骨前缘1横指（中指）处

祛除邪气拔罐法

祛邪是指祛除体内的邪气，达到身体康健的目的。疾病的发生与发展是正气与邪气斗争的过程。正气充沛，则人体抗病能力强，疾病就会减少或不发生；若正气不足，疾病就容易发生并持续发展。使用拔罐疗法拔相应穴位，可以起到扶正祛邪的作用。

拔罐操作方法

方法	取穴	操作方法
刺络拔罐法	太阳穴、曲池穴、委中穴	用三棱针点刺各穴，然后将罐吸拔在点刺后的穴位上，留罐5~10分钟

简单拔罐不求人

精确取穴

委中穴：腘横纹中点，当股二头肌腱与半腱肌肌腱的中间

太阳穴：在颞部，当眉梢与目外眦之间，向后约1横指的凹陷处

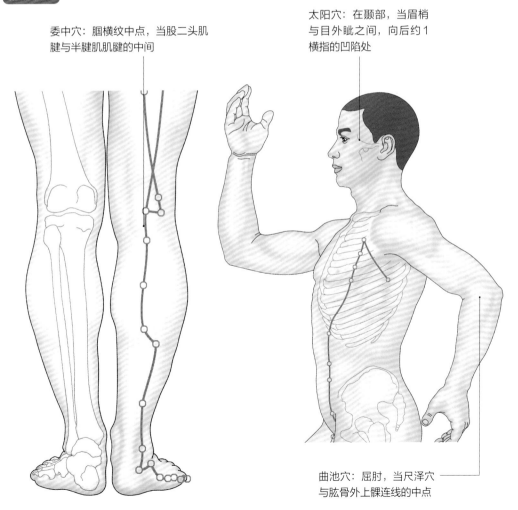

曲池穴：屈肘，当尺泽穴与肱骨外上髁连线的中点

疏通经络拔罐法

经络是运行气血、联系脏腑和体表及全身各部的通道，是人体功能的调控系统。

经络气血阻滞不通，就会引起相关部位的疼痛和肿胀，气血郁久化热，则出现红、肿、热、痛的症状。通过拔罐，可以疏通经络，缓解身体不适。

拔罐操作方法

方法	取穴	操作方法
刺络拔罐法	疼痛局部、曲池穴、足三里穴	疼痛局部用梅花针轻轻叩刺至出血后，再拔罐，使出血少许，再在曲池穴、足三里穴留罐5~10分钟

精确取穴

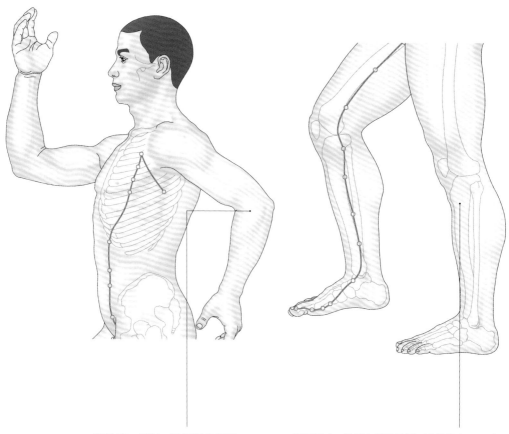

曲池穴：屈肘，当尺泽穴与肱骨外上髁连线的中点

足三里穴：位于小腿前外侧，当犊鼻穴下3寸，距胫骨前缘1横指（中指）处

94

培补元气拔罐法

元气，是人体最根本、最重要的气。

元气为人体健康的先天之本，是生命的原动力，元气充沛则身体健康，元气不足或受损则疾病内生，元气耗尽则生命终结。通过拔罐疗法，可以培补元气，增强身体免疫力，加强身体防病抗病的能力，延缓衰老。

拔罐操作方法

方法	取穴	操作方法
火罐法	关元穴、肾俞穴	每日睡前在各穴位上留罐5～10分钟

精确取穴

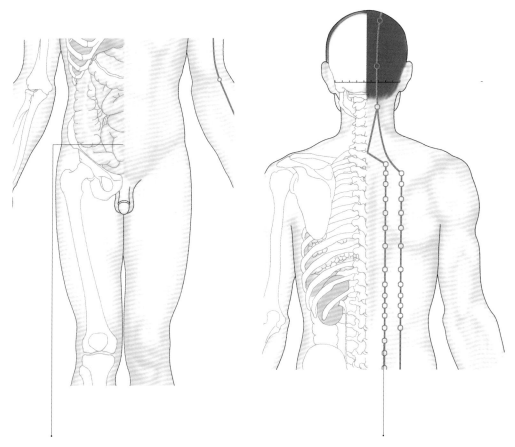

关元穴：在下腹部，前正中线上，脐中下3寸处

肾俞穴：在背部，第2腰椎棘突下，旁开1.5寸处

调补精血拔罐法

精血是精与血的统称，是维持人体生命活动的基本物质。

血本源于先天之精，而生成于后天水谷精微，精的形成亦靠后天饮食所化生。故有"精血同源"之说，精血的盈亏决定人体健康与否。

拔罐操作方法

方法	取穴	操作方法
火罐法	肝俞穴、肾俞穴、足三里穴、血海穴、三阴交穴	每日选1~2穴，留罐5~10分钟

精确取穴

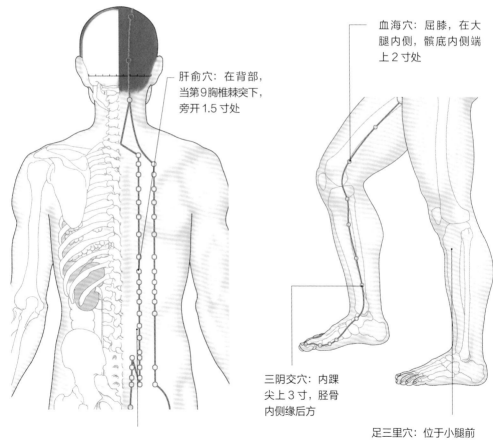

肝俞穴：在背部，当第9胸椎棘突下，旁开1.5寸处

血海穴：屈膝，在大腿内侧，髌底内侧端上2寸处

三阴交穴：内踝尖上3寸，胫骨内侧缘后方

肾俞穴：在背部，第2腰椎棘突下，旁开1.5寸处

足三里穴：位于小腿前外侧，当犊鼻穴下3寸，距胫骨前缘1横指（中指）处

健脾开胃拔罐法

脾胃虚弱是素体脾虚或饮食不节、情志因素、劳逸失调等原因引起脾的功能减弱的病症。

使用拔罐疗法，可以增强脾运化食物、输布水液、统摄血液的作用，同时还能加强胃的消化和吸收能力。

拔罐操作方法

方法	取穴	操作方法
火罐法	中脘穴、气海穴、脾俞穴、胃俞穴、足三里穴	每日各穴留罐5～10分钟

精确取穴

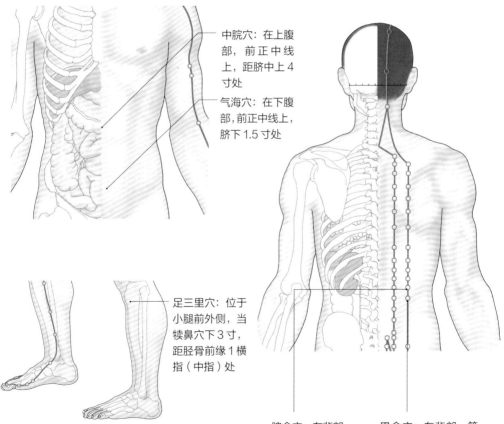

中脘穴：在上腹部，前正中线上，距脐中上4寸处

气海穴：在下腹部，前正中线上，脐下1.5寸处

足三里穴：位于小腿前外侧，当犊鼻穴下3寸，距胫骨前缘1横指（中指）处

脾俞穴：在背部，第11胸椎棘突下，旁开1.5寸处

胃俞穴：在背部，第12胸椎棘突下，旁开1.5寸处

97

养肝明目拔罐法

　　肝与目通过经脉而互相联系，眼得肝血的濡养，才能维持正常的视力。

　　肝血不足时，可出现两眼干涩、视力模糊；肝火上犯时，可见眼红、肿痛；肝阳上扰时，可见头晕眼花等症状。通过拔罐，可以疏通肝与眼连接的经脉，达到养肝明目的效果。

拔罐操作方法

方法	取穴	操作方法
火罐法	风池穴、肝俞穴、胆俞穴、肾俞穴、足三里穴、血海穴、太阳穴	每次选2～3穴，留罐5～10分钟

精确取穴

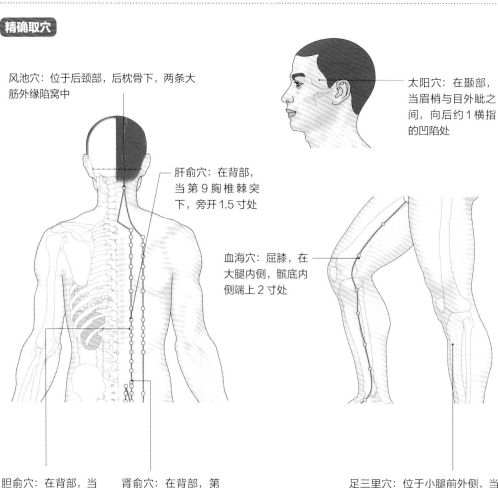

风池穴：位于后颈部，后枕骨下，两条大筋外缘陷窝中

太阳穴：在颞部，当眉梢与目外眦之间，向后约1横指的凹陷处

肝俞穴：在背部，当第9胸椎棘突下，旁开1.5寸处

血海穴：屈膝，在大腿内侧，髌底内侧端上2寸处

胆俞穴：在背部，当第10胸椎棘突下，旁开1.5寸处

肾俞穴：在背部，第2腰椎棘突下，旁开1.5寸处

足三里穴：位于小腿前外侧，当犊鼻穴下3寸，距胫骨前缘1横指（中指）处

养心安神拔罐法

养心安神拔罐法是一种安神疗法，用于治疗阴虚或血虚而造成的心神不安。

心神不安的症状有心悸易惊、健忘失眠、精神恍惚、多梦遗精、口舌生疮、大便燥结等。使用养心安神拔罐法，可以缓解心烦的症状，从而消除一系列不适症状。

拔罐操作方法

方法	取穴	操作方法
火罐法	厥阴俞穴、心俞穴、肝俞穴、肾俞穴、三阴交穴	每次选2~3穴，留罐5~10分钟

精确取穴

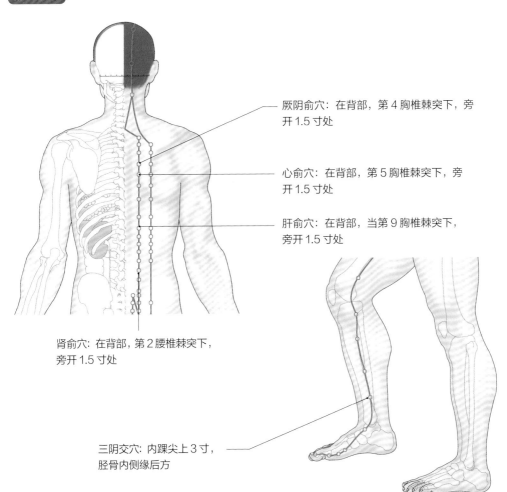

厥阴俞穴：在背部，第4胸椎棘突下，旁开1.5寸处

心俞穴：在背部，第5胸椎棘突下，旁开1.5寸处

肝俞穴：在背部，当第9胸椎棘突下，旁开1.5寸处

肾俞穴：在背部，第2腰椎棘突下，旁开1.5寸处

三阴交穴：内踝尖上3寸，胫骨内侧缘后方

强筋壮骨拔罐法

筋骨诸病为感受风寒湿邪或肝肾不足所致的筋骨疼痛、腰膝软弱无力及手足拘挛等疾病的总称。

使用拔罐法拔相关穴位，可以起到疏风散寒、疏经通络、强筋壮骨等作用。

拔罐操作方法

方法	取穴	操作方法
火罐法	肝俞穴、脾俞穴、肾俞穴、关元穴、腰俞穴、足三里穴	每次取2~3穴，留罐5~10分钟

精确取穴

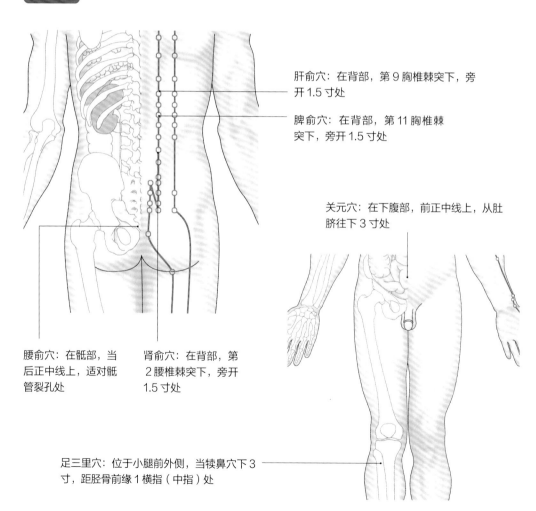

肝俞穴：在背部，第9胸椎棘突下，旁开1.5寸处

脾俞穴：在背部，第11胸椎棘突下，旁开1.5寸处

关元穴：在下腹部，前正中线上，从肚脐往下3寸处

腰俞穴：在骶部，当后正中线上，适对骶管裂孔处

肾俞穴：在背部，第2腰椎棘突下，旁开1.5寸处

足三里穴：位于小腿前外侧，当犊鼻穴下3寸，距胫骨前缘1横指（中指）处

润肤养颜拔罐法

润肤养颜拔罐法是用火罐法拔颧髎、风池、大椎、血海、阴陵泉、三阴交等穴，以达到润肤养颜效果的一种方法。

长期使用润肤养颜拔罐法，可以使面色红润，减少皱纹形成，防止皮肤干燥，增加皮肤弹性，使面部皮肤光洁柔嫩。

拔罐操作方法

方法	取穴	操作方法
火罐法	风池穴、大椎穴、肝俞穴、脾俞穴、肾俞穴、血海穴、阴陵泉穴、三阴交穴、颧髎穴	颧髎穴宜轻拔，皮肤略显潮红即可；其他穴位每次取2~3穴，留罐5~10分钟。

精确取穴

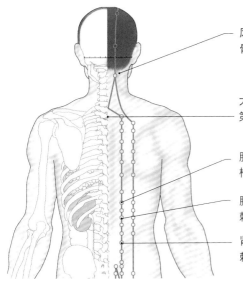

风池穴：位于后颈部，后枕骨下，两条大筋外缘陷窝中

大椎穴：颈部后正中线上，第7颈椎棘突下凹陷中

肝俞穴：在背部，当第9胸椎棘突下，旁开1.5寸处

脾俞穴：在背部，第11胸椎棘突下，旁开1.5寸处

肾俞穴：在背部，第2腰椎棘突下，旁开1.5寸处

血海穴：在大腿内侧，髌底内侧端上2寸处

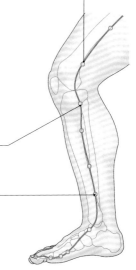

阴陵泉穴：在小腿内侧，膝下胫骨内侧髁凹陷处

三阴交穴：内踝尖上3寸，胫骨内侧缘后方

颧髎穴：在面部，目外眦直下，颧骨下缘凹陷处

拔罐防病有奇效

预防心血管疾病

心血管疾病是一系列涉及循环系统的疾病，主要包括心脏、血管（动脉、静脉、微血管），可以细分为急性心血管疾病和慢性心血管疾病，一般由动脉硬化所引起。其主要症状表现为胸痛、气促、乏力、心悸（常提示心率减慢、增快或不规则）、头晕目眩、晕厥等。45岁以上的中年人、肥胖人群、有高脂血症家族史者、经常熬夜或有应酬的人群、精神高度紧张的人群，都属于高危对象。

取穴

内关穴、心俞穴、膻中穴。

拔罐方法

留罐10~15分钟，以穴区皮肤出现潮红为佳，每周拔罐治疗1次，4~8次为1个疗程。

精确取穴

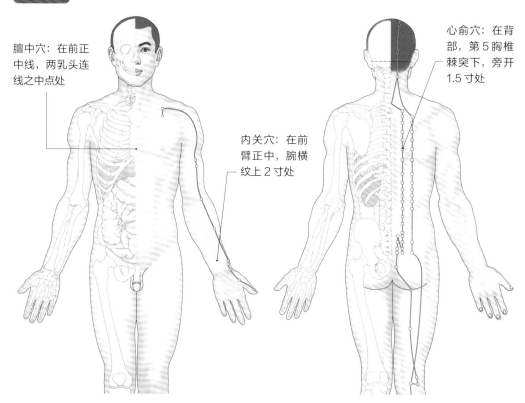

膻中穴：在前正中线，两乳头连线之中点处

内关穴：在前臂正中，腕横纹上2寸处

心俞穴：在背部，第5胸椎棘突下，旁开1.5寸处

预防呼吸系统疾病

呼吸系统疾病是一种常见病、多发病，主要病变在气管、支气管、肺部及胸腔。主要表现为咳嗽、咳痰、咯血、气急、哮喘、胸痛等症状。严重者可呼吸困难、缺氧，甚至因呼吸衰竭而死亡。据统计，呼吸系统疾病在城市人口的死亡率中居第 4 位，而在农村则居第 3 位。近年来，由于大气污染、吸烟、人口老龄化等因素的影响，呼吸系统疾病的发病率、死亡率逐渐升高。

取穴

天突穴、肺俞穴、风门穴。

拔罐方法

天突穴所在的皮肤不平，应选用口径较小的罐具；肺俞穴和风门穴距离较近，可选用口径较大的罐，将两穴同时拔于一个罐内。每周治疗 1 次，4~8 次为 1 个疗程。一般在感冒流行的季节或寒冷季节拔罐。

精确取穴

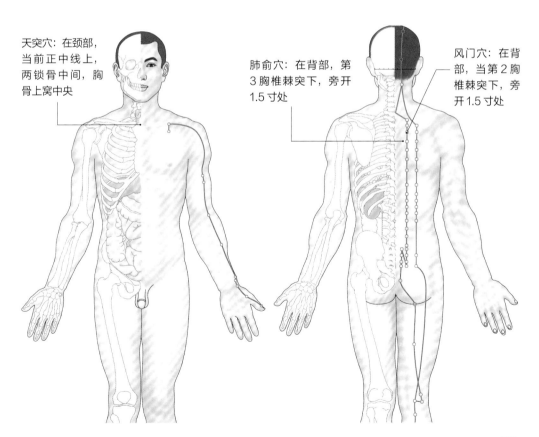

天突穴：在颈部，当前正中线上，两锁骨中间，胸骨上窝中央

肺俞穴：在背部，第 3 胸椎棘突下，旁开 1.5 寸处

风门穴：在背部，当第 2 胸椎棘突下，旁开 1.5 寸处

预防颈椎病

颈椎病是颈椎间盘变性、颈椎骨质增生等原因所引起的，以颈肩痛并放射到头枕部或上肢，严重者出现双下肢痉挛、行走困难，以致四肢瘫痪为主要表现的综合征。少数患者会有眩晕症状。专家认为，在正常人群中，颈椎病发病率为 3.85%~17.6%，而黄种人比白种人、黑种人更易患此病。先天不足，加上不恰当的工作及生活方式，使越来越多的年轻人早早就陷入颈椎病的困扰中。

取穴

夹脊穴、肩井穴、天宗穴、秉风穴、肩外俞穴、阿是穴。

拔罐方法

经常在颈部两侧的夹脊穴和颈肩部的肩井、天宗、秉风、肩外俞、阿是穴等穴位拔罐，或者在颈部疼痛部位走罐，具有疏通颈部经络、促进颈部气血运行、缓解肌肉痉挛的作用，所以对于颈椎病患者，可以起到改善和治疗的功效。

精确取穴

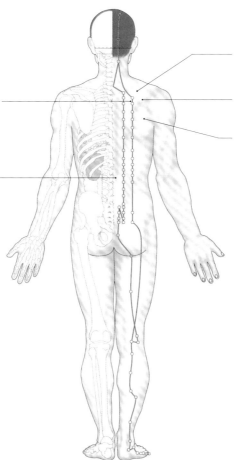

肩外俞穴：在背部，第1胸椎棘突下，旁开3寸处

夹脊穴：在背部，第1胸椎至第5腰椎棘突下，旁开0.5寸，一侧17个穴，左右共34穴

肩井穴：在肩上，前直乳中穴，当大椎穴与肩峰端连线的中点上

秉风穴：在肩胛部，肩胛冈上窝中央，天宗穴直上，举臂有凹陷处

天宗穴：肩胛冈下窝中央凹陷处，约肩胛冈下缘与肩胛下角之间的上 1/3 与下 2/3 交点凹陷中

预防腰背疼痛

腰背部疼痛在临床上非常常见，主要是由于急性腰挫伤、慢性腰肌劳损和外感风寒湿邪导致腰部经络气血不通所致。腰背部疼痛的疾病不仅发生于脑力劳动者中，也广泛存在于体力劳动的人群中，是临床上较为常见的疾病。腰背部疼痛因治疗困难、疗程长、容易复发等特点，已成为现代社会难以医治的顽疾之一，严重影响着人们的生活质量。

取穴

夹脊穴、命门穴、委中穴、腰俞穴、腰眼穴、阿是穴。

拔罐方法

人体背部主要是督脉和膀胱经循行的部位，所以取穴以取督脉和膀胱经的穴位以及夹脊穴、阿是穴为主，手法多采用走罐法或多罐法。可以疏通腰背部的经络，促进腰背部气血运行，缓解局部肌肉痉挛状态，所以对于预防和治疗腰背部疼痛，有一定的效果。

精确取穴

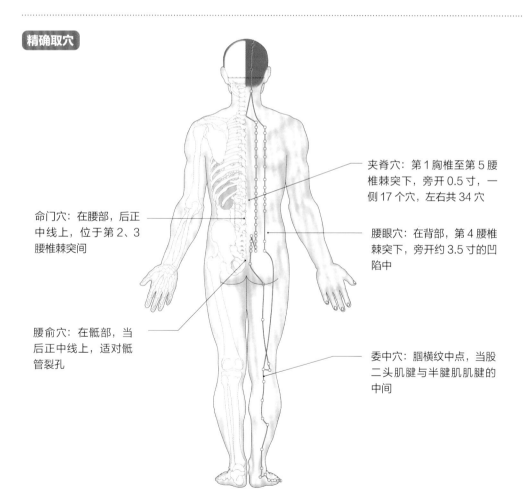

夹脊穴：第1胸椎至第5腰椎棘突下，旁开0.5寸，一侧17个穴，左右共34穴

命门穴：在腰部，后正中线上，位于第2、3腰椎棘突间

腰眼穴：在背部，第4腰椎棘突下，旁开约3.5寸的凹陷中

腰俞穴：在骶部，当后正中线上，适对骶管裂孔

委中穴：腘横纹中点，当股二头肌肌腱与半腱肌肌腱的中间

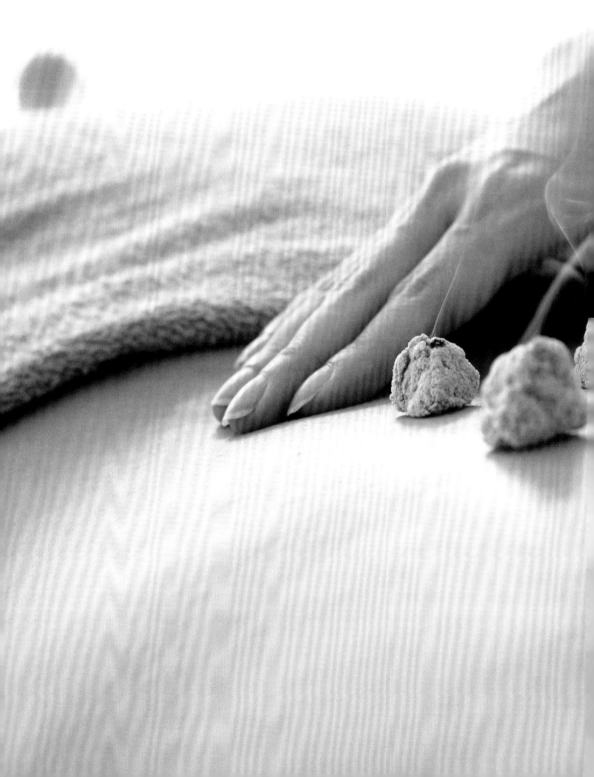

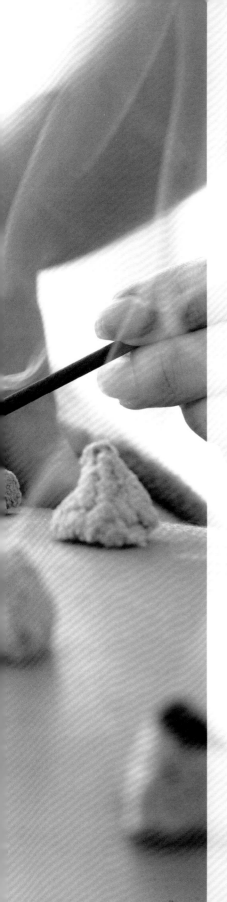

第五章

轻松易学的
家庭艾灸法

艾灸疗法在传统医学中占有举足轻重的地位。它通过对人体穴位施灸，产生温热刺激的作用，从而达到防病治病的目的。

"一针二灸三用药"，艾灸不仅受到广大青年人的欢迎，也深受老年人的青睐。艾灸疗法为老年朋友的养生保健提供了有益的帮助。

艾灸养生不仅可用于强身健体，亦可用于久病体虚之人的调养，是我国独特的养生康复方法之一。

艾绒原来是这样制成的

艾绒作为施灸的主要材料，其质量的好坏直接影响治疗的效果。艾绒的优劣与艾叶采集的时间、品种、存放时间和制作工艺等密切相关。

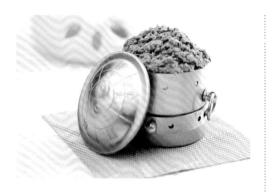

艾绒的制法、选择和贮藏

1.艾绒的制法

每年 3～5 月，采集鲜嫩肥厚的艾叶，放在日光下曝晒，干燥后放在石臼中捣碎，筛去泥沙、杂梗，即成为艾绒。如需要细绒，就要继续精细加工。粗绒经数十次晾晒、研磨、筛拣后，变成土黄色，就成为细绒。

2.艾绒的选择

优质艾绒燃烧时热力温和且耐燃，不易散裂，因此，热力能深透皮肤，直达患处。质劣或新艾绒燃烧时火力强烈，使皮肤产生的灼痛感明显；含杂质多的艾绒，燃烧时容易散裂。因此，挑选艾绒时，应选择质纯、柔软、绒细、干燥无杂质、黄白略带青色、存放时间久的优质艾绒，切勿选择存放时间短且混有杂质、粗糙成块、生硬潮湿、黑褐色的劣质艾绒。

3.艾绒的贮藏

艾绒制成后，要存放一定时间才能使用。艾绒易吸水、容易受潮、虫蛀霉变，因此，应将艾绒晾晒后，放在干燥密闭的容器内，密封后放在干燥处贮存。梅雨季节要注意防潮，晴天需常晾晒。

艾炷的制作方法

将制好的艾绒放在平板上，用拇指、食指、中指边捏边旋转，把艾绒捏紧成规格、大小不同的圆锥形艾炷。

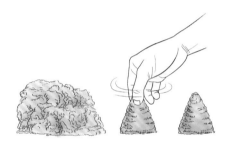

艾条的制作方法

取纯艾绒 24 克，平铺在长 26 厘米、宽 20 厘米的桑皮纸上，将其卷成直径约1.5 厘米的圆柱形。

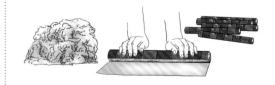

常用的艾灸疗法

艾灸疗法是将艾绒置于体表穴位或患处烧灼施灸的方法，是中医临床上极为常用的一种治病疗法，包括艾炷灸、艾条灸、艾饼灸、艾熏灸四类。

艾炷灸

艾炷灸是用艾绒制成圆锥形艾炷，直接或间接置于穴位上施灸的方法。施灸时，用火柴或燃着的线香点燃艾炷顶部即可。根据操作方法可分为直接灸与间接灸两类。

1.直接灸

是把艾炷直接安放在皮肤上施灸的一种方法。直接灸又可分为瘢痕灸、无瘢痕灸两种。

2.间接灸

是在艾炷与皮肤之间隔垫某种物品而施灸的方法，又称隔物灸。常用的有隔姜灸、隔蒜灸、隔葱灸等。下面介绍几种具有代表性的艾灸方法。

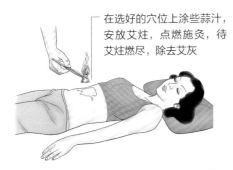

在选好的穴位上涂些蒜汁，安放艾炷，点燃施灸，待艾炷燃尽，除去艾灰

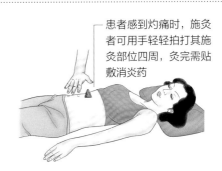

患者感到灼痛时，施灸者可用手轻轻拍打其施灸部位四周，灸完需贴敷消炎药

瘢痕灸：用小艾炷直接安放在穴位上施灸，灸后局部皮肤被烧伤，产生无菌性化脓现象，故又称化脓灸。这种灸法常用于治疗哮喘、慢性肠胃病、肺结核、瘰疬、痞块、癫痫，以及久治不愈的皮肤溃疡病。

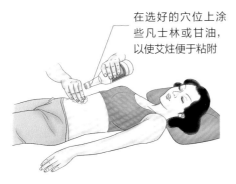

在选好的穴位上涂些凡士林或甘油，以使艾炷便于粘附

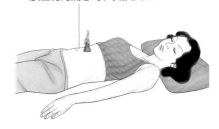

选用中艾炷、小艾炷固定于皮肤上，从上端点燃，当燃剩2/5，未烧及皮肤但有灼痛感时，更换艾炷

无瘢痕灸：将艾炷直接安放在皮肤上灸治，但以不烧伤皮肤为度。适用于治疗哮喘、眩晕、慢性腹泻等一般虚寒性病症。

轻松易学的家庭艾灸法

艾条灸是用棉纸把艾绒包裹，卷成圆筒形的艾卷，点燃一端，在穴位或患处进行熏灸的一种施灸方法。艾条灸包括悬起灸、触按灸、间接灸三种，其中最常用的是悬起灸。悬起灸又分温和灸、回旋灸、雀啄灸三种方法。

雀啄灸是将点燃的艾条对准施灸部位，一上一下地摆动，像麻雀啄食一样，有节奏地一起一落、忽近忽远地施灸5～20分钟。施灸时，应避免烫伤患者皮肤。这种灸法多适用于治疗急性病。

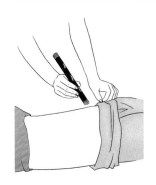

温和灸：将艾条一端点燃，对准施灸部位，距皮肤3～5厘米处进行施灸。

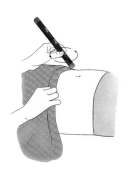

回旋灸：将点燃的艾条悬于施灸部位，距皮肤3～5厘米处，缓慢地来回移动或环形移动。

艾饼灸

艾饼灸包括熨灸和日光灸两种。

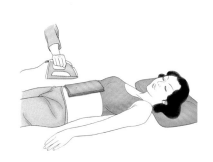

熨灸：将艾绒平铺在腹部穴位上或患处上面，然后覆盖几层棉布，用熨斗或热水袋在棉布上温熨。

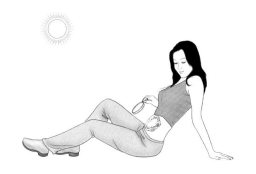

日光灸：将艾绒铺在患处或穴位上，在日光下曝晒，每次10～20分钟。为防止中暑，可以借助聚光镜聚焦。

艾熏灸包括烟熏灸、蒸汽灸和温灸器灸三种。

烟熏灸是把艾绒放在容器内燃烧，用艾烟熏患处或穴位的一种治病方法。多用于治疗风寒湿痹及痿证。

蒸汽灸是把艾叶或艾绒放在容器内用水煮沸，用水蒸气熏患处的一种治疗方法，可边煮边熏，也可待水煮开后倒入盆中再熏。这种灸法多适用于治疗风寒湿痹。

温灸器灸是利用专门器具施灸的一种方法。这种方法可以长时间持续地给患者以舒适的温热刺激，使其局部发热，有利于气血运行，且使用方便。适用于治疗风寒湿痹、胃痛、腹胀等。

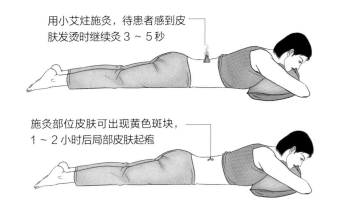

用小艾炷施灸，待患者感到皮肤发烫时继续灸 3 ~ 5 秒

施灸部位皮肤可出现黄色斑块，1 ~ 2 小时后局部皮肤起疱

发疱灸：用艾炷在人体特定的穴位上施灸，使局部皮肤充血潮红，甚至起疱如灸疮。适用于一般慢性虚寒性疾病。

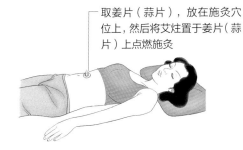

取姜片（蒜片），放在施灸穴位上，然后将艾炷置于姜片（蒜片）上点燃施灸

隔姜灸、隔蒜灸：用蒜片或姜片作隔垫物的一种施灸方法。

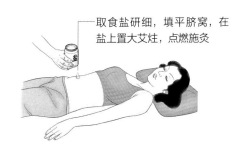

取食盐研细，填平脐窝，在盐上置大艾炷，点燃施灸

隔盐灸：用食盐填平脐窝（神阙穴）作隔垫物的一种施灸方法。

禁灸穴：这些穴位千万不能灸

不可施灸的穴位称为禁灸穴。关于禁灸穴，我国诸多医学古籍中均有记载。

我国医学古籍首次明确提出禁灸穴的为《针灸甲乙经》，其中记载禁灸穴位有24穴：头维、承光、风府、脑户、哑门、下关、耳门、人迎、丝竹空、承泣、脊中、白环俞、乳中、石门、气冲、渊腋、经渠、鸠尾、阴市、膝阳关、天府、伏兔、地五会、瘈脉等。

清代人作禁灸穴歌，介绍禁灸穴达45个之多，分别为：哑门、风府、天柱、承光、头临泣、头维、丝竹空、攒竹、睛明、素髎、口禾髎、迎香、颧髎、下关、人迎、天牖、天府、周荣、渊腋、乳中、鸠尾、腹哀、肩贞、阳池、中冲、少商、鱼际、经渠、地五会、阳关、脊中、隐白、漏谷、阴陵泉、条口、犊鼻、阴市、伏兔、髀关、申脉、委中、殷门、承扶、白环俞、心俞。

清代医学著作《针灸逢源》中又加入

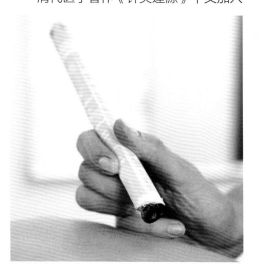

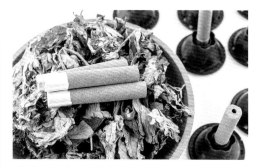

脑户、耳门二穴为禁灸穴。至此，禁灸穴总计为47个。

观察上述禁灸穴位的部位归属，均分布于头面部、重要脏器和浅表大血管的附近，以及皮薄、肌肉少、筋肉结聚的部位。因此，使用艾炷直接对这些穴位施灸，会产生相应的不良效果。如在头面部穴位施灸容易留下瘀痕，在大血管浅表处施瘢痕灸容易损伤到血管；还有一些穴位位于手或足的掌侧，如中冲、少商、隐白等穴，在施灸时疼痛明显，易造成损伤，而且容易引起脏器的异常活动。

禁灸穴是艾灸应用过程中避免事故发生的根据，是我国古人多年临床实践的经验之谈。但是，随着现代医学的发展和进步，通过人体解剖学，人们更加深入地了解人体各部位的结构。古人所说的禁灸穴，大部分可以用艾条或者灸盒温和施灸，这样就不会对人体造成伤害。

现代中医认为，所谓禁灸穴只有4个，即睛明穴、素髎穴、人迎穴、委中穴。不过女性妊娠期的小腹部、腰骶部、乳头、阴部等均不宜施灸。

古今禁灸穴对比

古籍中记载的禁灸穴共有 47 个，随着医学进步及艾灸方法的改进，这些禁灸穴都成为可灸穴。现代医学认为，只有睛明穴、素髎穴、人迎穴、委中穴四穴为禁灸穴。

名称	头面颈部	胸腹胁部	肩背腰骶部	四肢部
古代禁灸穴	哑门穴、风府穴、天柱穴、承光穴、头临泣穴、头维穴、丝竹空穴、攒竹穴、睛明穴、素髎穴、口禾髎穴、迎香穴、颧髎穴、下关穴、人迎穴、天牖穴	周荣穴、渊腋穴、乳中穴、鸠尾穴、腹哀穴	肩贞穴、脊中穴、白环俞穴、心俞穴	天府穴、阳池穴、中冲穴、少商穴、鱼际穴、经渠穴、地五会穴、隐白穴、漏谷穴、阴陵泉穴、条口穴、犊鼻穴、阴市穴、伏兔穴、髀关穴、申脉穴、委中穴、殷门穴、承扶穴
现代禁灸穴	睛明穴、素髎穴、人迎穴	无	无	委中

轻松易学的家庭艾灸法

现代禁灸穴

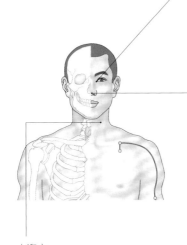

睛明穴
部位：在目内眦上方外 0.1 寸处，鼻梁旁的凹陷处
主治：眼结膜炎、眼睛充血红肿、假性近视、视物不清、夜盲、老花眼、夜盲症、早期轻度白内障、迎风流泪等眼疾

素髎穴
部位：位于人体的面部，鼻尖的正中央
主治：鼻塞、鼻出血、鼻流清涕、鼻息肉、鼻渊、酒糟鼻、惊厥等

人迎穴
部位：位于颈部，在喉结外侧大约 0.9 寸处
主治：咽喉肿痛、气喘、声音嘶哑、高血压等

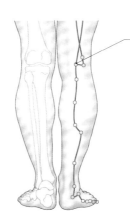

委中穴
部位：腘横纹中点，当股二头肌腱与半腱肌肌腱的中间
主治：腰腿无力、腰痛、四肢发热、热病汗不出、中暑、急性胃肠炎、坐骨神经痛、小腿疲劳、颈部疼痛、急性腰扭伤、臀部疼痛、膝关节疼痛、腓肠肌痉挛等病症

丰富多样的艾灸器具

用艾灸治疗病痛的时候，除了要用到艾炷、艾条和一些草药外，有些艾灸方法还需要使用一些艾灸器具。常用的艾灸器具主要有三种：温灸筒、温灸盒、温灸管。

温灸筒

使用方法

使用艾绒或在艾绒中掺入适量药物，点燃后放在施灸部位上反复温灸，以局部皮肤发热发红，且患者感觉舒适为度，一般可灸 15～30 分钟。

适用病症

风寒湿痹、慢性病、软组织损伤、皮肤病等病症。

平面式温灸筒

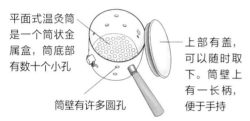

平面式温灸筒是一个筒状金属盒，筒底部有数十个小孔

上部有盖，可以随时取下。筒壁上有一长柄，便于手持

筒壁上有许多圆孔

圆锥式温灸筒

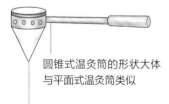

圆锥式温灸筒的形状大体与平面式温灸筒类似

底部为锥形，可用于小面积点灸

温灸盒

使用方法

施灸时，把温灸盒放在施灸部位的中央，把点燃的艾条放在铁纱网上，对准穴位，盖上盒盖灸 15～30 分钟。可用盒盖进行温度调节。

适用病症

风寒湿痹、痿证、腹痛、腹泻、软组

织挫伤及虚寒性病症等。

温灸盒

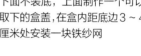

温灸盒是用厚约 0.5 厘米的木板或竹板制成的长方形盒子

下面不装底，上面制作一个可以取下的盒盖，在盒内距底边 3～4 厘米处安装一块铁纱网

多孔温灸盒

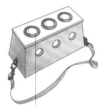

多孔温灸盒底部有多个圆孔，可用于大面积施灸

温灸管

使用方法

施灸时，取大艾炷放在管状器半个鸭嘴形的地方，点燃后用胶布封闭温灸管内端，插入患者耳道中，以施灸时耳内有温热感为度。每次灸 3～9 壮，每日 1 次，10 次为 1 个疗程。

适用病症

用于治疗面瘫。

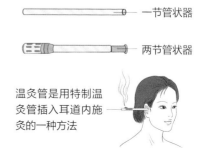

—— 一节管状器

—— 两节管状器

温灸管是用特制温灸管插入耳道内施灸的一种方法

艾灸用量有讲究

施灸时对用量的掌握是决定灸治成功与否的重要因素。对灸量的掌握看似很容易，实际上很有讲究，施灸人必须经过长时间的观察和经验积累，才能更好地掌握艾灸的用量。

不同灸法的用量

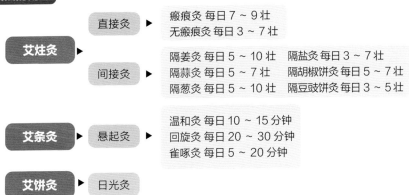

艾炷灸	直接灸	瘢痕灸 每日 7 ~ 9 壮 无瘢痕灸 每日 3 ~ 7 壮
	间接灸	隔姜灸 每日 5 ~ 10 壮　隔盐灸 每日 3 ~ 7 壮 隔蒜灸 每日 5 ~ 7 壮　隔胡椒饼灸 每日 5 ~ 7 壮 隔葱灸 每日 5 ~ 10 壮　隔豆豉饼灸 每日 3 ~ 5 壮
艾条灸	悬起灸	温和灸 每日 10 ~ 15 分钟 回旋灸 每日 20 ~ 30 分钟 雀啄灸 每日 5 ~ 20 分钟
艾饼灸	日光灸	
艾熏灸	温灸器灸	温灸筒 每日 15 ~ 30 分钟 温灸盒 每日 5 ~ 20 分钟　▶ 头面部穴位灸 20 分钟 温灸管 每日 10 ~ 30 分钟　背部及四肢穴位灸 25 分钟 　胸腹部穴位灸 30 分钟

不同人群的用量

人群	艾炷量	艾条量	壮数
儿童	小艾炷	细艾条	壮数少
成人	大艾炷	粗艾条	壮数多
妇女	小艾炷	细艾条	壮数少
肥胖人群	大艾炷	粗艾条	壮数多
消瘦人群	小艾炷	细艾条	壮数少
体弱者	小艾炷	细艾条	壮数少
体壮者	大艾炷	粗艾条	壮数多
初次灸者	小艾炷	细艾条	壮数少
年迈人群	小艾炷	细艾条	壮数少
敏感者	小艾炷	细艾条	壮数少
感觉迟钝者	大艾炷	粗艾条	壮数多
功能亢进之疾病者	大艾炷	粗艾条	壮数多
功能减退之疾病者	小艾炷	细艾条	壮数少

艾灸结束需调理

施灸结束后，根据身体的变化应进行一些处理，在生活上也要配合进行调理，以巩固治疗效果。现在普遍流行使用艾条进行温和灸，施灸后，皮肤有红晕灼热感，但无灸疮，因此不需要处理即可恢复。如使用艾炷直接灸，可能会损伤皮肤组织，产生化脓、起水疱的现象。此时，应当注意疮面护理。同时，灸后也应在饮食起居方面加以调护。

灸后处理

使用直接灸，施灸后局部容易出现水疱。水疱小时，切记不可挑破，5~8天即可自行吸收。如水疱较大，可用注射器或消毒针将疱内液体抽出，涂上龙胆紫药水或消炎膏、烫伤膏，然后用消毒纱布覆盖固定加以保护，直至水疱吸收愈合。

若灸火较大，发生灸疮时，除要放液外，还要保护灸疮，为避免感染而做适当处理。可以用消毒液、酒精、生理盐水清洗，也可以在灸疮化脓后，每天用葱头、薄荷煎水清洗，每天可清洗2~3次，每次清洗后需贴上玉红膏。从化脓到收口，每日不可间断，以促进疮面愈合。持续20~30天，疮面便可愈合。如果灸疮疼痛难忍，疮面难以愈合，可用桃枝、柳枝、芫荽、黄连各适量，煎汤温洗；灸疮久不收口的，多为气虚，可以内服内托黄芪丸。灸疮脱痂后，应继续用柳枝汤温洗，同时注意保护局部皮肤，免受风寒侵袭。

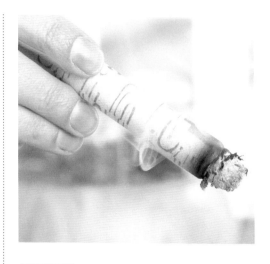

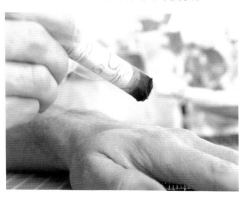

灸后调理

施灸后，应当从有利于灸疮愈合或保护身体正气的目的出发，注意调理。施灸产生灸疮后，为了促进灸疮的正常透发，可少量食用有助于透发的食物，如芫荽、鲤鱼、笋、豆类、蘑菇等。当灸疮开始愈合时，便应当减少这类食物的摄入，以免延长灸疮愈合的时间。

使用化脓灸后，灸疮处于化脓期间，应当避免重体力劳动。灸疮受到污染而发炎时，可用消炎药膏涂敷疮面，并口服抗生素消炎。疮面未愈合时，饮食宜清淡，忌食鱼、虾、蟹、羊肉、辛辣食物，忌烟酒，否则易生痰湿，致邪气滞留，使灸疮不能外透。同时，性生活过度也会有碍灸疮愈合。由此可见，灸后要从饮食、起居等多方面加以调理，才能取得较好疗效。

灸伤的等级与处理

施灸后根据伤势程度的不同，可将灸伤分为三级：1度灸伤、2度灸伤、3度灸伤。不同的灸伤有不同的处理方法。

灸伤等级与处理方法

灸伤等级	症状	痊愈过程	处理方法
1度灸伤	对表皮基底层以上的皮肤组织造成伤害，发生水肿或起水疱	灸伤的皮肤可以在5~8天内结痂并自动脱落，愈后不留瘢痕	1度灸伤后，直径为1厘米左右的水疱，不需要任何处理，待其自行吸收即可。直径2~3厘米的水疱多数会破裂，待水流尽，可涂龙胆紫药水以防感染（切忌剪去疱皮），待其结痂自愈
2度灸伤	灸治温度对皮肤基底层造成破坏，但未损伤真皮组织而发生水肿、溃烂、渗液	受损伤的皮肤在7~20天内结痂并自动脱落，留有永久性浅在瘢痕	如有水疱，在第5天可剪开疱皮放液，并剪去疱皮，暴露被破坏的基底层。为了延长疮面愈合时间，不使用外伤收敛药物及干燥疗法；为了防止感染，可用含有薄荷成分的杀菌软膏敷贴，每4天换药1次，待其自愈
3度灸伤	所灸部位的大部分或全部真皮组织被破坏，皮肤发生干枯变白，而后出现水肿、溃烂，形成无菌性化脓	疮面在20~50天内结厚痂并自动脱落，愈后留有较厚的永久性瘢痕	疮面不加任何处理，直接敷贴含薄荷的杀菌软膏即可，每4天换药1次。疮面的无菌性脓液不必清理，待其结痂自愈即可

皮肤组织结构

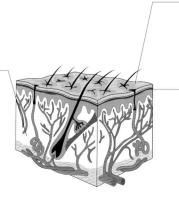

表皮：表皮为皮肤的最外层。表皮有许多微小的神经末梢，没有血管。表皮按细胞形态可分为5层，由外至内依次为：角质层、透明层、颗粒层、棘细胞层、基底层

皮下组织：皮下组织在真皮下，由疏松的结缔组织和脂肪组织构成，内含丰富的血管、淋巴管、神经、汗腺和深部毛囊

真皮：真皮为排列致密而不规则的结缔组织，由浅部的乳头层和深部的网状层构成，由中胚层分化而来

酸、麻、胀、痛是"灸感"

灸感，是施灸时自我感知的热、风、凉、寒、麻、胀、酸、沉、痛等感觉。灸感的产生是艾火的热力与药力双重作用的结果，是艾火循环和经气与邪气在体内斗争的表现。

灸感的产生原理

施灸时，体内的经气被艾火激发和推动，经气在运行的过程中与患病处的邪气抗衡，经气战胜邪气后，邪气会外泄，因而引发一系列的灸感现象。灸感的产生与否，会直接关系到灸疗效果的好坏。

灸感的种类

具体来讲，灸感共有七种：第一是透热，灸热从皮肤表面的施灸点直接向深部组织穿透，甚至直达胸腹腔脏器；第二是扩热，灸热以施灸点为中心向周围扩散；第三是传热，灸热以施灸点开始循经络向远部传导，直达病灶；第四是局部不热（或微热）而远部热，也就是施灸部位

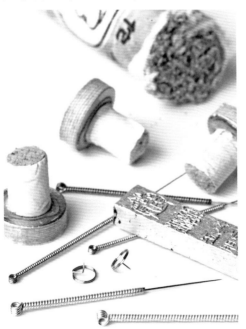

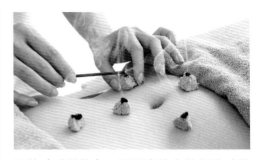

不热（或微热），而远离施灸的部位感觉很热；第五是表面不热（或微热），而皮肤下深部组织，甚至胸腹腔脏器感觉很热；第六是施灸部位或远离施灸的部位产生酸、胀、麻、热、重、痛、冷等非热感觉；第七是上述灸感传导之处，病症随之缓解，施灸部位产生的热、胀、痛等感觉发生深透远传，所到之处，病症随之缓解。

第六、七种感觉说明艾灸的纯阳之气沿着经络传导，艾灸达到预期疗效。灸感并非局限在施灸的部位，而是会沿着经络传导的。灸感的强弱一般代表经络阻塞的程度。有灸感，且灸感强，说明自身的经络通畅，作用明显；没有灸感，表示经络中邪气严重，需要一定的时间来开瘀散阻，因此，见效较慢。

在正常人之中，灸感因时、因地、因人而异。一般刺激越强、时间越长、刺激次数越多，则灸感越易出现。经络敏感的人灸感相对强烈；在温暖安静的环境里，皮肤湿润、思想集中时，则灸感较易产生，传导速度也较快。反之，施灸时间短、次数少，室内寒冷、喧闹，皮肤干燥时，以及经络不敏感的人，则灸感多迟钝或不能被感知。

灸感的种类与阶段

灸感一共有七种，即透热、扩热、传热、局部不热而远部热、表面不热而深部热、施灸部位或远离施灸的部位产生非热感觉、施灸部位发生深透远传。这七种灸感在灸疗过程中依次深入，第六、七种感觉的出现，表明艾灸的作用发挥到了极致。

灸感的种类

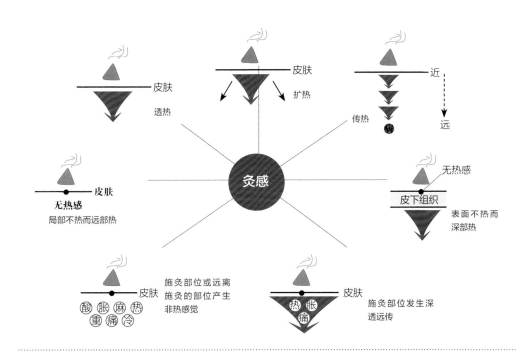

灸感的不同阶段

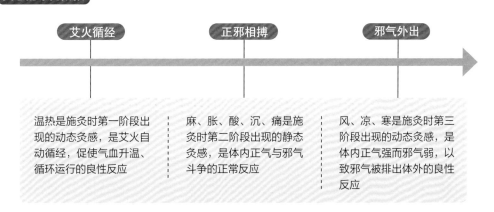

艾火循经	正邪相搏	邪气外出
温热是施灸时第一阶段出现的动态灸感，是艾火自动循经，促使气血升温、循环运行的良性反应	麻、胀、酸、沉、痛是施灸时第二阶段出现的静态灸感，是体内正气与邪气斗争的正常反应	风、凉、寒是施灸时第三阶段出现的动态灸感，是体内正气强而邪气弱，以致邪气被排出体外的良性反应

神奇艾灸保健穴

养生长寿穴——足三里穴

作用：此穴有养生保健的功能，能够增强体力、缓解疲劳、稳定神经、预防衰老；能够理脾胃、调气血、补虚弱；还能增强下肢肌力，防治四肢肿胀。

主治：感冒、高血压、低血压、动脉硬化、冠心病、风湿性心脏病、肺源性心脏病、脑出血后遗症；腹泻、便秘、消化及吸收不良、肝病、胃痉挛、胃炎、口腔及消化性溃疡、肠炎、胰腺炎、腹水症、肠梗阻、痢疾、胃下垂等；对胫腓骨神经痛、坐骨神经痛、小儿麻痹症、风湿痹痛、末梢神经炎等都有很好的疗效。

足三里穴艾灸法

灸法	灸量	时间 / 次数
艾炷直接灸	每次5~7壮	每日1~2次
艾条温和灸	每日5~20分钟	每日1次

精确取穴

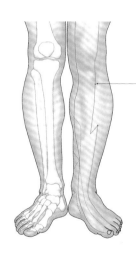

足三里穴：位于小腿前外侧，当犊鼻穴下3寸，距胫骨前缘1横指（中指）处

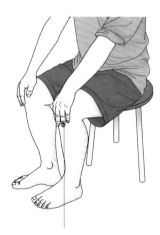

取穴妙招：正坐，屈膝90°，掌心正对髌骨，手指朝下，无名指指端处即是

穴位配伍

配阳陵泉穴、行间穴，主治中毒性肝炎；配中脘穴、内关穴，主治胃脘痛；配脾俞穴、气海穴、肾俞穴，主治脾虚慢性腹泻。

益气补肾穴——神阙穴

作用：有温阳固脱、回阳救脱的作用，对小儿泻痢有一定疗效。

主治：能够治疗泄痢、脱肛、尸厥、角弓反张、风痫、水肿鼓胀、肠炎、痢疾。现代常用于治疗胃炎、肠炎、痢疾、尿潴留等病症。

神阙穴艾灸法

灸法	灸量	时间 / 次数
艾炷隔盐灸	每次5~7壮	每日1~2次

精确取穴

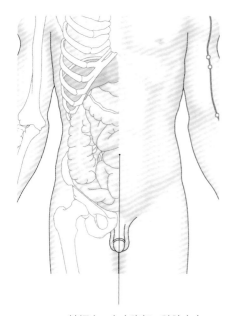

神阙穴：在中腹部，肚脐中央

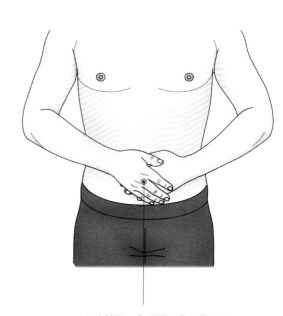

取穴妙招：在肚脐正中取穴即可

穴位配伍

　　配足三里穴，调理肠胃，主治肠鸣、腹痛；配长强穴、气海穴，升阳举陷，主治脱肛；配气海穴、阴陵泉穴，益脾气、利寒湿，主治腹泻不止。

培肾固本穴——关元穴

作用：具有补肾培元、温阳固脱的作用。

主治：能够治疗阳痿、早泄、月经不调、崩漏、带下病、不孕、子宫脱垂、闭经、遗精、遗尿、小便频繁、小便不通、痛经、产后出血、腹泻、腹痛、痢疾、完谷不化等症状；对全身衰弱、肾炎、疝气、脱肛、中风、尿道炎、盆腔炎、肠炎、肠粘连、神经衰弱、小儿消化不良等疾病都有很好的疗效，而且有一定的调理和改善功能。

关元穴艾灸法

灸法	灸量	时间/次数
艾炷直接灸	每次7~15壮	每日1~2次
艾条温和灸	每次10~20分钟	隔日1次

精确取穴

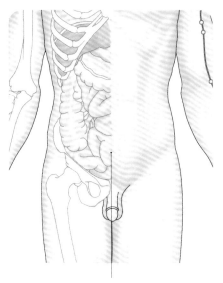

关元穴：在下腹部，前正中线上，脐下3寸处

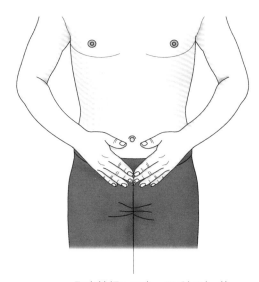

取穴妙招：正坐，双手相对，放在小腹上，掌心朝自己，双手中指指端相触的位置即是

穴位配伍

配阴陵泉穴、带脉穴，主治赤白带下；配子宫穴、三阴交穴，主治月经不调、崩漏；配大肠俞穴、曲池穴，主治脐周作痛。

健脾益胃穴——中脘穴

作用：有健脾益胃、益气和胃的作用。

主治：能够治疗胃痛、腹痛、腹胀、呕逆、反胃、饮食不化、肠鸣、泄泻、便秘、便血、胁下痛、喘息不止、失眠、脏躁、癫痫等症；对胃炎、胃溃疡、胃扩张、子宫脱垂、荨麻疹、食物中毒等也有很好的疗效。

中脘穴艾灸法

灸法	灸量	时间 / 次数
艾条温和灸	每次10～15分钟	每日1次或隔日1次

精确取穴

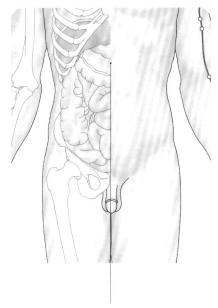

中脘穴：在上腹部，前正中线上，当脐中上4寸

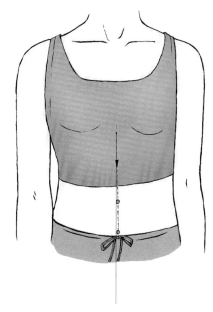

取穴妙招：在胸骨下端与肚脐连接线的中点取穴即是

穴位配伍

配百会穴、足三里穴、神门穴，主治失眠、脏躁；配膻中穴、天突穴、丰隆穴，主治哮喘；配梁丘穴、下巨虚穴，主治胃肠炎。

补肾壮阳穴——命门穴

作用：有固本培元、强健腰膝的作用。

主治：对腰痛、腰扭伤、坐骨神经痛有明显疗效；还能治疗阳痿、遗精、月经不调、头痛、耳鸣、四肢冷痛等疾病，对缓解小儿遗尿也有一定的作用。

命门穴艾灸法

灸法	灸量	时间 / 次数
艾炷隔姜灸	每次3~5壮	每日1次或隔日1次

精确取穴

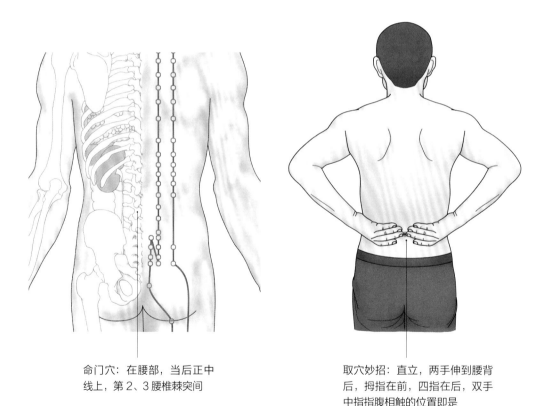

命门穴：在腰部，当后正中线上，第2、3腰椎棘突间

取穴妙招：直立，两手伸到腰背后，拇指在前，四指在后，双手中指指腹相触的位置即是

穴位配伍

配肾俞穴、委中穴，可温经散寒、通经活络，主治寒湿性腰痛、腿痛；配肾俞穴、环跳穴、足三里穴，可通经散寒、行气止痛，主治下肢痿痹；配肾俞穴、关元穴，可补肾壮阳，主治遗精、阳痿。

强身健心穴——涌泉穴

作用：具有散热生气的作用，可益肾、清热、开郁。

主治：可治疗咽喉肿痛、头痛、目眩、失音、失眠、小便不利、中暑、中风、高血压、癫痫、女性不孕、月经不调等疾病，还能缓解并辅助治疗神经衰弱、糖尿病、更年期综合征等疾病。

涌泉穴艾灸法

灸法	灸量	时间 / 次数
艾炷直接灸	每次3～7壮	每日1次或隔日1次

精确取穴

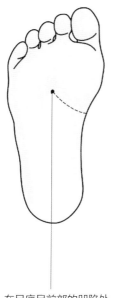

涌泉穴：在足底足前部的凹陷处，第2、3趾趾缝纹头端与足跟连线的前1/3与后2/3交点上

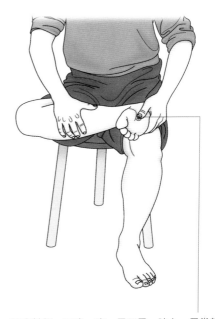

取穴妙招：正坐，跷一足于另一膝上，足掌朝上，用另一手轻握，四指置于足背，弯曲拇指，指腹按压处即是

穴位配伍

配前顶穴、印堂穴、神门穴，主治小儿惊风；配太溪穴、照海穴、鱼际穴，主治咽喉肿痛。

125

清脑宁神穴——大椎穴

作用：有解表通阳、清脑宁神的作用。

主治：可快速退热，还能够治疗感冒、肩背痛、头痛、咳嗽、气喘、中暑、支气管炎、湿疹、血液病等疾病。

大椎穴艾灸法

灸法	灸量	时间 / 次数
艾条温和灸	每次20分钟	每日1次或隔日1次

精确取穴

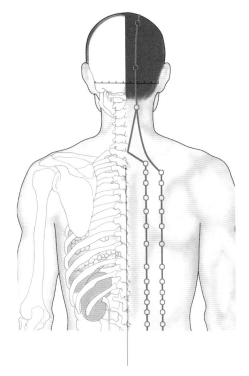

大椎穴：在颈部，后正中线上，第7颈椎棘突下凹陷中

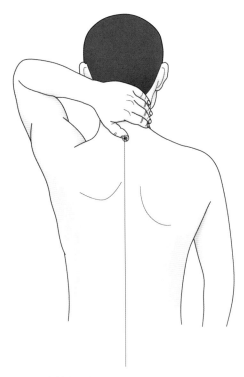

取穴妙招：把手顺势往后一搭，食指和中指下方即是

穴位配伍

配足三里穴、命门穴，可提高机体免疫力；配大椎穴、定喘穴、孔最穴，主治哮喘；配曲池穴、合谷穴，可缓解热证。

清热解毒穴——曲池穴

作用：有清热解毒、疏经通络的作用。

主治：对大肠功能障碍、肠炎、腹部绞痛等有很好的保健和调理作用。能缓解皮肤过敏、奇痒难忍或被蚊虫叮咬之后的红肿症状。对结膜炎、眼睑炎、荨麻疹、湿疹、牙龈出血、甲状腺肿大等疾病，有很好的调理和保健效果。现代中医临床上，常用来治疗肩肘关节疼痛、上肢瘫痪、流行性感冒、扁桃体炎、急性胃肠炎等。

曲池穴艾灸法

灸法	灸量	时间 / 次数
艾炷直接灸	每次3～7壮	每日1次或隔日1次

精确取穴

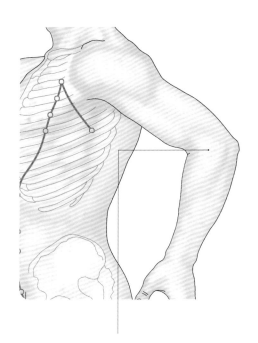

曲池穴：屈肘，当尺泽穴与肱骨外上髁连线的中点

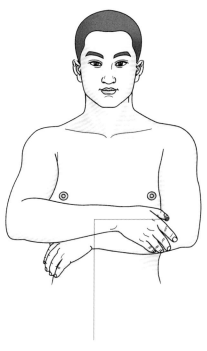

取穴妙招：正坐，轻抬左臂与肩同高，手肘内屈，呈直角，掌心向下，用另一只手拇指按压肘横纹凹陷处即是

穴位配伍

配曲池穴、中脘穴、足三里穴，可治便秘；配曲池穴、合谷穴，可缓解颈部肿痛；配曲池穴、绝骨穴、昆仑穴、合谷穴，可缓解半身不遂、中风。

生发阳气穴——气海穴

作用：具有补益精气的作用。

主治：可治疗绕脐腹痛、水肿、脘腹胀满、水谷不化、大便不通、泻痢不止、癃闭、遗尿、遗精、阳痿、疝气、月经不调、痛经、闭经、崩漏、带下病、阴挺、产后恶露不止、胞衣不下、脏气虚弱、形体羸瘦、四肢乏力等。对其他妇科病、腰痛、食欲不振、夜尿症、小儿发育不良等病症也有一定疗效。

气海穴艾灸法

灸法	灸量	时间 / 次数
艾条温和灸	每次10～20分钟	每日1次或隔日1次

精确取穴

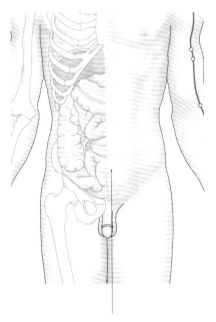

气海穴：在下腹部，前正中线上，脐中下1.5寸处

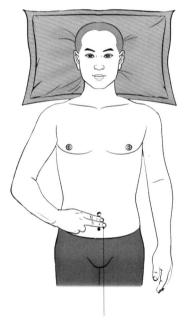

取穴妙招：仰卧，在下腹部作一直线连结肚脐与耻骨上方，将其分为十等份，位于肚脐下3/10的位置，即为此穴

穴位配伍

配三阴交穴，主治白浊、遗精；配关元穴，主治产后恶露不止；配灸关元穴、膏肓穴、足三里穴，主治喘息短气。

调经止痛穴——三阴交穴

作用：具有健脾和胃、调补肝肾、行气活血、疏经通络的作用。

主治：可治疗子宫功能性出血、月经不调、痛经、带下病、不孕、崩漏、闭经、子宫脱垂、难产、产后血晕、恶露不行等。还能治疗生殖系统疾病，如遗精、遗尿、阳痿等。能够使腹胀、消化不良、食欲不振、肠绞痛、腹泻、失眠、神经衰弱、全身无力、下肢麻痹、神经痛、脚气病、更年期综合征等病症得到缓解。

三阴交穴艾灸法

灸法	灸量	时间／次数
艾条温和灸	每次10～20分钟	每日1次或隔日1次

精确取穴

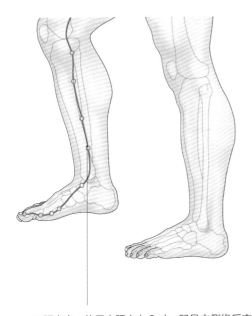

三阴交穴：位于内踝尖上3寸，胫骨内侧缘后方

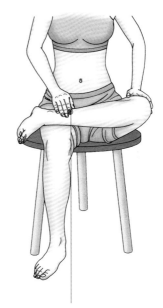

取穴妙招：正坐，抬起一只脚，放置在另一条腿上，另一侧手拇指除外，其余四指并拢伸直，将小指置于足内踝上缘处，则食指下、内踝尖正上方的胫骨边缘凹陷处即是

穴位配伍

配足三里穴，主治肠鸣、泄泻；配中极穴，主治月经不调；配子宫穴，可缓解阴挺。

闲时艾灸保健康

调和脾胃艾灸法

脾胃功能正常是气血充足、身体健康的反应，反之则表现为气血不足、体质虚弱。

中医认为，脾胃的功能是消化、吸收、转化人体所需的气血精微，故称之为"后天之本""气血生化之源"。常使用艾灸疗法，能增强脾胃的运化功能，调节胃肠道功能，促进营养物质的消化吸收和新陈代谢，从而起到养生保健的作用。调和脾胃艾灸法适用于各年龄段的人，是防病保健的常用方法。

艾灸治疗方法

灸法	选穴	灸治时间／次数	材料	疗程	主治
艾条悬起灸	脾俞穴、胃俞穴、中脘穴、天枢穴	每次10～20分钟，每日或隔日1次	艾条若干	不限	消化不良、食欲不佳、腹胀腹泻
艾炷隔姜灸	脾俞穴、胃俞穴、中脘穴、天枢穴	每次1～7壮，每日或隔日1次	大艾炷、姜片各若干	20～30日	胃寒怕冷、胃肠功能低下

精确取穴

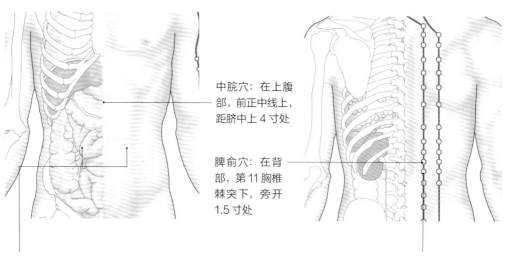

中脘穴：在上腹部，前正中线上，距脐中上 4 寸处

脾俞穴：在背部，第 11 胸椎棘突下，旁开 1.5 寸处

天枢穴：在中腹部，肚脐左右旁开 2 寸处

胃俞穴：在背部，第 12 胸椎棘突下，旁开 1.5 寸处

预防感冒艾灸法

中医认为，易患普通感冒、流行性感冒、咳嗽气喘等呼吸系统疾病的人群，是肺气不足，抵御外邪侵袭的功能失调，易被外邪所伤。

艾灸通过温热刺激和艾叶的药理功效，作用于人体相关穴位，能够增强肺功能，提高身体免疫力，起到防病保健的作用。

艾灸治疗方法

灸法	选穴	灸治时间/次数	材料	疗程	主治
艾条温和灸	足三里穴、风门穴	每次20～30分钟，每日或隔日1次	艾条若干	不限	消化不良、感冒
温灸盒灸	大椎穴、风门穴、肺俞穴	每次20～30分钟，隔日或3日1次	艾绒若干	不限	预防感冒

精确取穴

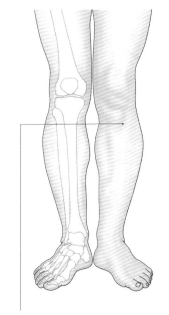

足三里穴：位于小腿前外侧，当犊鼻穴下3寸，距胫骨前缘1横指（中指）处

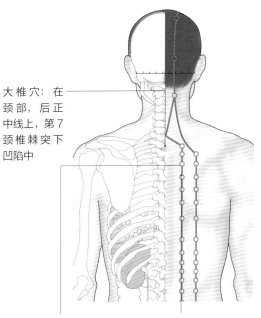

大椎穴：在颈部，后正中线上，第7颈椎棘突下凹陷中

风门穴：在背部，第2胸椎棘突下，旁开1.5寸处

肺俞穴：在背部，第3胸椎棘突下，旁开1.5寸处

养心安神艾灸法

养心安神艾灸法是一种治疗阴虚或血虚所致的心神不安的方法。

使用养心安神艾灸法，能活血通脉、补养心肌、改善心脏功能、镇静安神、促进睡眠，还能使人的血脉充盈、心神及气血调和、精力充沛、思维敏捷。它是预防心脏疾病、养生保健、延年益寿的常用方法之一，对心血管疾病所致的心悸、失眠、健忘也有一定疗效。

艾灸治疗方法

灸法	选穴	灸治时间／次数	材料	疗程	主治
艾条温和灸	内关穴、心俞穴、神门穴、膻中穴	每次5~10分钟，每日1次	艾条若干	20~30日，间歇7~10日再灸	精神紧张、心情抑郁
艾炷直接灸	心俞穴、膻中穴	每次3~5壮，每周或10日1次	艾炷若干	不限	心悸、失眠、健忘

精确取穴

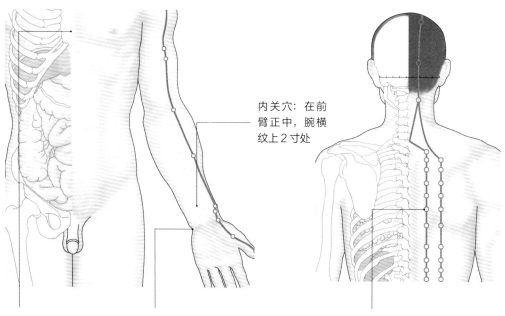

内关穴：在前臂正中，腕横纹上2寸处

膻中穴：在胸部，前正中线上，两乳头之间连线的中点处

神门穴：腕掌侧横纹尺侧端，尺侧腕屈肌腱的桡侧凹陷处

心俞穴：在背部，第5胸椎棘突下，旁开1.5寸处

调畅情志艾灸法

所谓"情志"，实际上是指人的精神及心理状态。人的情感活动主要与肝的疏泄、藏血等功能有关。

当人体情绪压抑到一定程度，心理调节机制不能正常发挥作用时，就会出现疾病。这时使用艾灸，能调节肝的疏泄功能，疏肝解郁、调畅气机，进而保持人体气血运行通畅，从而起到养肝护肝、调节情志的作用。

艾灸治疗方法

灸法	选穴	灸治时间/次数	材料	疗程	主治
艾条悬起灸	阳陵泉穴、章门穴、期门穴、三阴交穴、支沟穴、膻中穴	每次10～15分钟，隔日或3日1次	艾条若干	不限	消化不良、感冒
艾炷直接灸	阳陵泉穴、章门穴、期门穴、三阴交穴、支沟穴、膻中穴	每次3～5壮，每周2次	艾炷若干	15～20日	精神紧张、心情抑郁

精确取穴

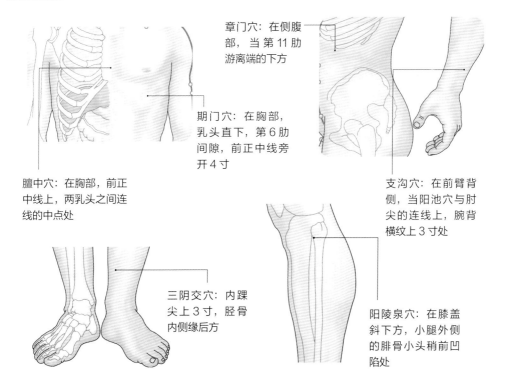

章门穴：在侧腹部，当第11肋游离端的下方

期门穴：在胸部，乳头直下，第6肋间隙，前正中线旁开4寸

膻中穴：在胸部，前正中线上，两乳头之间连线的中点处

支沟穴：在前臂背侧，当阳池穴与肘尖的连线上，腕背横纹上3寸处

三阴交穴：内踝尖上3寸，胫骨内侧缘后方

阳陵泉穴：在膝盖斜下方，小腿外侧的腓骨小头稍前凹陷处

健脑益智艾灸法

　　健脑益智艾灸法是通过疏通经络气血，增加大脑供血，调节脑神经功能，进而有效地提升大脑功能的治疗方法。

　　采用健脑益智艾灸法，能振奋精神、缓解疲劳、提高大脑的思维和记忆能力。尤其是在紧张的学习和工作中，使用本方法进行自我保健，可保持清醒的头脑和充沛的精力。

艾灸治疗方法

灸法	选穴	灸治时间 / 次数	材料	疗程	主治
艾条悬起灸	百会穴、太阳穴、风池穴、风府穴、大椎穴、合谷穴、足三里穴	每次10～15分钟，隔1～2日1次	艾条若干	1~3个月	脑部功能衰退
艾炷直接灸	百会穴、太阳穴、风池穴、风府穴、大椎穴、合谷穴、足三里穴	每次2～3壮，3日或每周1次	艾炷若干	1~3个月	脑部功能衰退

精确取穴

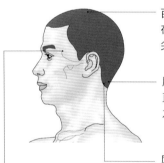

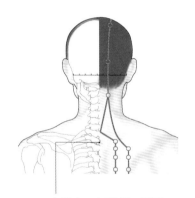

百会穴：位于头部，在头顶正中线与两耳尖端连线的交点处

风府穴：后发际正中直上1寸，两斜方肌之间的凹陷中

风池穴：位于后颈部，后枕骨下，两条大筋外缘陷窝中

太阳穴：在颞部，当眉梢与目外眦之间，向后约1横指的凹陷处

大椎穴：在颈部，后正中线上，第7颈椎棘突下凹陷中

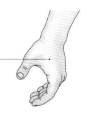

合谷穴：当拇指和食指张开时，在第1、2掌骨的中点，第2掌骨桡侧的中点处

足三里穴：位于小腿前外侧，当犊鼻穴下3寸，距胫骨前缘1横指（中指）处

补肾强身艾灸法

　　肾是人的先天之本。肾不仅有主水液代谢的作用，还有主骨生髓、调节血压的作用。肾能培补元气、补养气血、平衡阴阳、调节内分泌。

　　补肾强身艾灸法，儿童、中年人、老年人皆可使用。用于儿童，能促进儿童的身体发育；用于中年人，肾之精气旺盛则精力充沛、身强体壮；用于老年人，能强壮筋骨、防老抗衰，为养生保健的重要方法。它对人体的呼吸、消化、心血管、生殖、泌尿、神经、内分泌等系统的脏腑组织功能，均有调理和改善作用。

艾灸治疗方法

灸法	选穴	灸治时间/次数	材料	疗程	主治
艾条悬起灸	肾俞穴、太溪穴、命门穴、关元穴、涌泉穴、膏肓俞穴、关元俞穴	每次10～20分钟，隔日或3日1次	艾条若干	1～3个月	呼吸、消化、心血管、生殖、泌尿、神经、内分泌等系统的病症
艾炷直接灸	肾俞穴、太溪穴、命门穴、关元穴、涌泉穴、膏肓俞穴、关元俞穴	每次2～3壮，每周或10日1次	小艾炷若干	1～3个月	精神紧张、心情抑郁

精确取穴

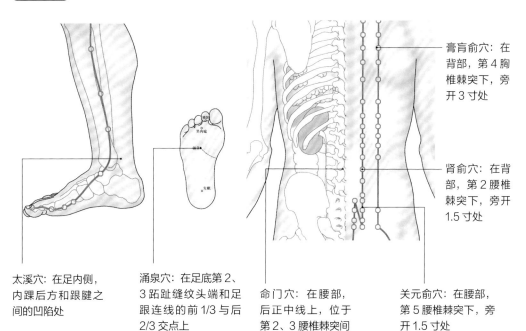

膏肓俞穴：在背部，第4胸椎棘突下，旁开3寸处

肾俞穴：在背部，第2腰椎棘突下，旁开1.5寸处

太溪穴：在足内侧，内踝后方和跟腱之间的凹陷处

涌泉穴：在足底第2、3跖趾缝纹头端和足跟连线的前1/3与后2/3交点上

命门穴：在腰部，后正中线上，位于第2、3腰椎棘突间

关元俞穴：在腰部，第5腰椎棘突下，旁开1.5寸处

眼睛保健艾灸法

眼睛，被人们喻为"心灵的窗户"。它是五官之首，是人体的重要器官，对于人们的工作、学习和生活至关重要。明目保健措施，多以养肝肾之阴、补心肝之血、平肝潜阳、降泻肝火为主。

眼睛保健艾灸法重在疏通眼部的经脉气血、保护眼睛、养血明目，亦能防治多种眼疾，各年龄段的人群均可使用。

艾灸治疗方法

灸法	选穴	灸治时间/次数	材料	疗程	主治
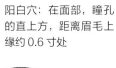 艾条悬起灸	曲池穴、肝俞穴、合谷穴、太阳穴、阳白穴、四白穴	每次10分钟，每周1~2次	艾条若干	不限	眼疾
 艾炷直接灸	曲池穴、肝俞穴、合谷穴、太阳穴、阳白穴、四白穴	每次2~3壮，隔2~3日1次	艾炷若干	不限	眼疾

精确取穴

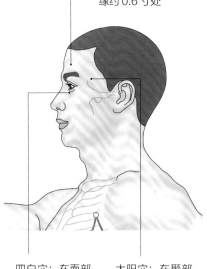

阳白穴：在面部，瞳孔的直上方，距离眉毛上缘约0.6寸处

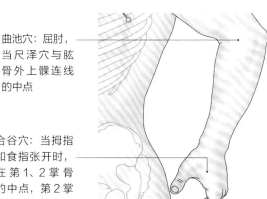

肝俞穴：在背部，第9胸椎棘突下，旁开1.5寸处

曲池穴：屈肘，当尺泽穴与肱骨外上髁连线的中点

合谷穴：当拇指和食指张开时，在第1、2掌骨的中点，第2掌骨桡侧的中点处

四白穴：在面部，瞳孔直下，当眶下孔凹陷处

太阳穴：在颞部，当眉梢与目外眦之间，向后约1横指的凹陷处

小儿保健艾灸法

儿童在生长发育过程中，许多脏腑的功能还不够健全，中医称之为"脏腑娇嫩，形气未充"。因此，可通过物理的方式来增强儿童的体质。

小儿保健艾灸法可以强身保健、健脾和胃、补肺益气、健脑益智，同时能加快儿童的机体发育。

艾灸治疗方法

灸法	选穴	灸治时间/次数	材料	疗程	主治
艾条悬起灸	身柱穴、天枢穴、中脘穴、脾俞穴、风门穴、肺俞穴、大椎穴	每次5~10分钟，每周1次或每月1~2次	艾条若干	3~12个月	小儿营养不良、体弱多病
艾炷直接灸	身柱穴、天枢穴、中脘穴、脾俞穴、风门穴、肺俞穴、大椎穴	每次1~2壮，每月1~2次	小艾炷若干	3~12个月	小儿营养不良、体弱多病
艾炷隔盐灸	神阙穴	每次3~10壮，隔日或每周1次	艾炷若干、食盐若干	3~12个月	小儿营养不良、体弱多病

精确取穴

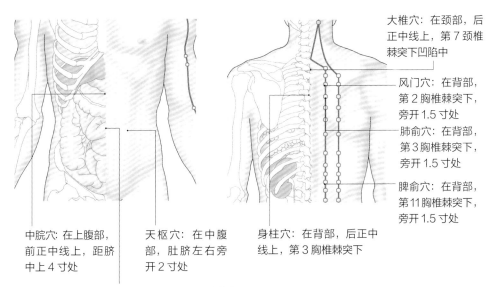

大椎穴：在颈部，后正中线上，第7颈椎棘突下凹陷中

风门穴：在背部，第2胸椎棘突下，旁开1.5寸处

肺俞穴：在背部，第3胸椎棘突下，旁开1.5寸处

脾俞穴：在背部，第11胸椎棘突下，旁开1.5寸处

中脘穴：在上腹部，前正中线上，距脐中上4寸处

天枢穴：在中腹部，肚脐左右旁开2寸处

身柱穴：在背部，后正中线上，第3胸椎棘突下

神阙穴：在中腹部，肚脐中央

青壮年保健艾灸法

　　青壮年一般指 18～39 岁的人群。这类人群是身体发育成熟后最富有活力，也是最需要保健的人群。

　　在青壮年时期坚持保健艾灸法，可通调气血、补充精力、增强体质、延缓衰老，使人气血旺盛、精力充沛、筋骨壮实、肌肉丰满。同时，还能缓解工作中的压力。

艾灸治疗方法

灸法	选穴	灸治时间 / 次数	材料	疗程	主治
艾条温和灸	关元穴、肾俞穴、三阴交穴、风门穴、肺俞穴	每次5～7壮，隔日或3日1次	艾条若干	1个月	增强体质、缓解压力
温灸盒灸	关元穴、肾俞穴	每次20～30分钟，2～3日1次	艾绒若干	1～3个月	增强体质、缓解压力
艾炷隔姜灸	关元穴、肾俞穴、三阴交穴、风门穴、肺俞穴	每次5～7壮，隔日1次	艾炷、姜片若干	1～3个月	脾肾不足、形体虚寒

精确取穴

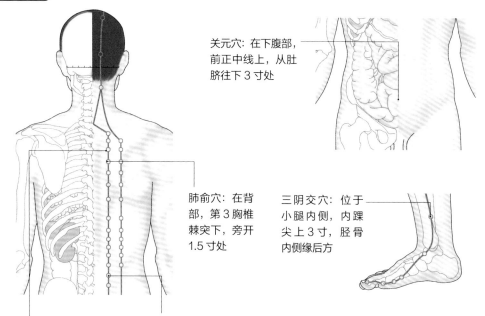

关元穴：在下腹部，前正中线上，从肚脐往下3寸处

肺俞穴：在背部，第3胸椎棘突下，旁开1.5寸处

三阴交穴：位于小腿内侧，内踝尖上3寸，胫骨内侧缘后方

风门穴：在背部，第2胸椎棘突下，旁开1.5寸处

肾俞穴：在背部，第2腰椎棘突下，旁开1.5寸处

中老年保健艾灸法

中老年是指正常生命过程中青年之后的阶段，包括中年和老年。这一阶段，人体功能逐步走向衰退，因此，加强身体的保健工作十分重要。

中老年保健艾灸法有滋补肝肾、益气壮阳、行气活血、疏通经络的作用，还能调节血压、预防和治疗中风、增强脏腑功能、防病保健、延缓衰老，是中老年人防病治病、延年益寿的首选之法。

艾灸治疗方法

灸法	选穴	灸治时间 / 次数	材料	疗程	主治
艾条悬起灸	气海穴、肺俞穴、风门穴、大椎穴、肾俞穴、关元穴	每次10～20分钟，每日或隔日1次	艾条若干	常年	调节血压、防治中风
艾炷隔姜灸	气海穴、肺俞穴、风门穴、大椎穴、肾俞穴、关元穴	每次5～7壮，隔日或每周1次	大艾炷、姜片各若干	不限	脾肾虚寒

精确取穴

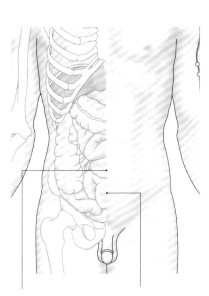

气海穴：在下腹部，前正中线上，脐中下1.5寸处

关元穴：在下腹部，前正中线上，脐下3寸

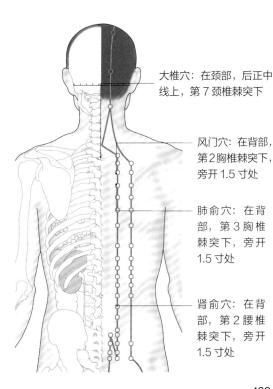

大椎穴：在颈部，后正中线上，第7颈椎棘突下

风门穴：在背部，第2胸椎棘突下，旁开1.5寸处

肺俞穴：在背部，第3胸椎棘突下，旁开1.5寸处

肾俞穴：在背部，第2腰椎棘突下，旁开1.5寸处

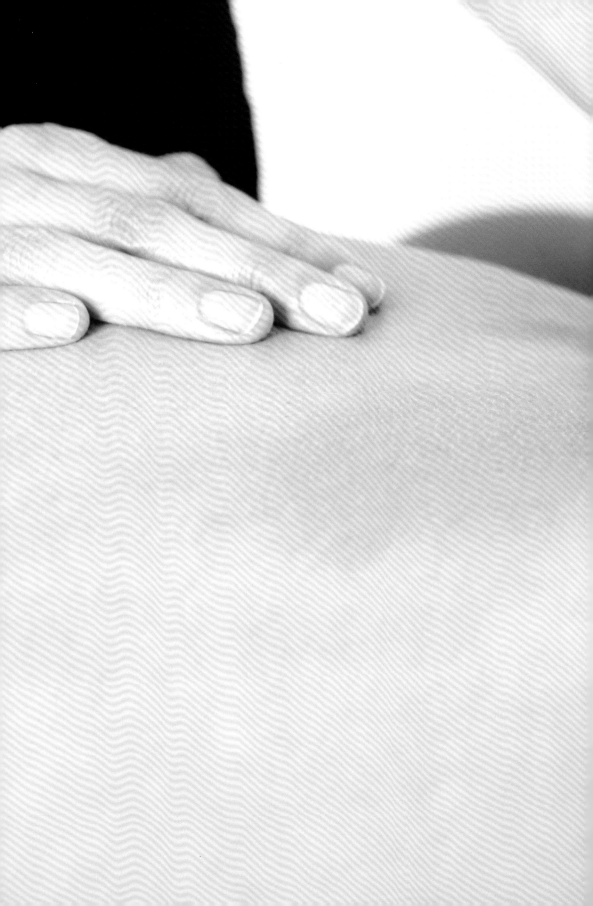

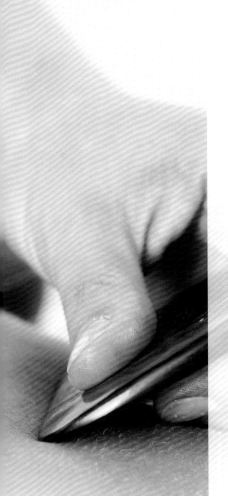

第六章

传统养生
秘诀之刮痧

　　刮痧是中国传统的自然疗法之一，历史悠久。它属于非药物自然疗法，具有简便易行、效果显著的特点，适合医疗及家庭保健，临床应用也十分广泛，深受大众喜爱。

　　刮痧养生是以中医经络腧穴理论为指导，通过特制的器具和相应的手法，蘸取一定的介质，在体表进行反复刮拭、摩擦，使皮肤局部出现红色粟粒状或暗红色出血点等"出痧"变化，从而达到活血透痧、防治疾病的效果。

　　本章以文字与图片相结合的形式，循序渐进地引导读者了解和掌握刮痧方法，以使这一传统疗法能在日常生活中起到养生保健的作用。

哪种刮痧板最好

在古代，铜钱、汤匙、嫩竹板都曾被作为刮痧工具，而如今，一般都用刮痧板来进行刮痧。常见的刮痧板有牛角刮痧板和玉质刮痧板两类。

广泛地说，凡是边缘圆钝、质地较硬，但不会对皮肤造成意外损伤的物品都可用来刮痧，如家庭中的汤匙、瓷碗边、梳子背等都是可选用的工具。在古代，石器、陶器、苎麻、硬币都充当过刮痧的工具。但是，如果长期使用或作为治疗工具，还是选用正规的刮痧板比较好。现在主要的刮痧工具就是刮痧板。刮痧板一般为长方形，边缘较为光滑，四角较圆钝。刮痧板的两个长边，一边厚，一边薄。薄的一边常用于人体平坦部位，厚的一边适合进行按摩保健类的刮痧，刮痧板的角适合在人体凹陷部位刮拭。根据刮痧板的材质不同，分为不同类别的刮痧板。中国传统医学认为，犀牛角或水牛角的刮痧效果最好，玉石次之，瓷片亦好，塑料不宜。

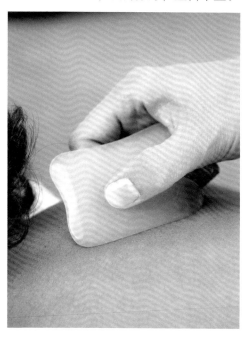

目前在市面上可以看到各种形状的刮痧板和集多种功能的刮痧梳，主要有水牛角制品和玉制品。刮痧板选用天然水牛角为材料，对人体肌肤无毒性刺激，也不会产生不良的化学反应，而且水牛角味辛、咸，性寒。中医认为，辛可发散、行气活血，咸可软坚润下，寒可清热解毒。因此，用质地为水牛角的刮痧板刮拭，可达到发散行气、清热解毒、活血化瘀的作用。此外，水牛角刮痧板质地坚韧，光滑耐用，其药性与犀牛角相似，不过药力稍逊。犀牛为国家保护动物，所以水牛角常常作为犀牛角的代用品。

中医认为，玉性平味甘，入肺经，能够润心肺、清肺热，具有止烦渴、定虚喘、安神明、滋养五脏六腑的功效，是具清纯之气的良药，可辟秽浊之邪气。因此，用玉质刮痧板刮痧，有助于行气活血、疏通经络。

不管是水牛角质地的刮痧板，还是玉石质地的刮痧板，刮拭完毕，都应该用肥皂水清洗擦干刮痧板，或用酒精擦拭消毒。最好专人专板固定使用，避免发生交叉感染。如果水牛角刮痧板长时间受潮、浸泡或暴露在干燥的空气中，都易产生裂纹而影响其使用寿命。因此，每次刮痧完毕都要洗净刮痧板，然后立即擦干，最好放在塑料袋或皮套内保存。玉质刮痧板在保存时，应避免磕碰而发生破损。

刮痧疗法的适应证与禁忌证

刮痧疗法的治疗范围非常广泛。但是，刮痧也不是万能的，有些病症是不宜进行刮痧的。

刮痧疗法的适应证

内科病症
感冒发热、咳嗽、呕吐、腹泻、高温中暑、支气管炎、肺炎、慢性哮喘、中风后遗症、遗尿症、胃炎、肠炎、便秘、高血压、眩晕、糖尿病、胆囊炎、肝炎、水肿、消化性溃疡、肾炎、肺源性心脏病、神经性头痛、血管性头痛、三叉神经痛、胆绞痛、胃肠痉挛和失眠、多梦、神经官能症等病症

外科病症
急性扭伤、腰椎间盘突出症、足跟痛、脉管炎、毛囊炎、坐骨神经痛、肩周炎、落枕、慢性腰痛、风湿性关节炎、类风湿性关节炎、关节骨质增生、股骨头坏死、痔疮、皮肤瘙痒、荨麻疹、痤疮、湿疹等病症

儿科病症
营养不良、食欲不振、生长发育迟缓、感冒发热、腹泻、遗尿等病症

妇科病症
痛经、闭经、月经不调、乳腺增生、产后缺乳、带下病、盆腔炎、乳腺炎、人工流产综合征等病症

五官科病症
牙痛、鼻炎、鼻窦炎、咽喉肿痛、视力减退、弱视、青少年假性近视、急性结膜炎、耳聋、耳鸣等病症

保健
预防疾病、病后恢复、强身健体、减肥、美容等

刮痧疗法的禁忌证

禁刮病症
白血病、血小板减少症、严重贫血、皮肤高度过敏、破伤风、狂犬病、心脑血管病急性期、肝肾功能不全

禁刮人群
久病年老的人、极度虚弱的人、极度消瘦的人、囟门未合的小儿

禁刮部位
皮肤破损溃疡处、疮面未愈合的伤口、韧带及肌腱急性损伤部位，孕妇的腹部和腰骶部、女性乳头、孕妇和经期女性的三阴交、合谷、足三里等穴位，肝硬化腹水者的腹部、眼睛、耳孔、鼻孔、舌、口唇、前后二阴、肚脐

禁刮状态
醉酒、过饥、过饱、过渴、过度疲劳等

需要掌握的刮痧方法

刮痧法根据刮拭的角度、身体适用范围等方面，可以分为面刮法、平刮法、角刮法、推刮法、厉刮法、点按法、按揉法等。

面刮法

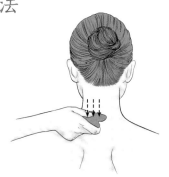

面刮法是最常用的一种刮拭方法。手持刮痧板，向刮拭的方向倾斜30°~60°，以45°最为普遍。依据部位的需要，将刮痧板的1/2长边或全部长边接触皮肤，自上而下或从内到外均匀地向同一方向直线刮拭。面刮法适用于身体平坦部位的经络和穴位。

平刮法

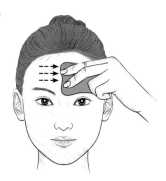

平刮法的手法与面刮法相似，只是刮痧板向刮拭方向倾斜的角度小于15°，而且向下的渗透力也较大，刮拭速度缓慢。平刮法是诊断和刮拭疼痛区域的常用方法。

角刮法

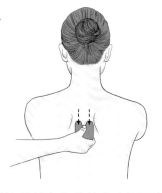

刮痧板的角部在穴位处自上而下地进行刮拭，刮板面与皮肤呈45°倾斜，适用于肩部、身体关节、骨突周围等部位或穴位的刮痧。刮拭时要注意手法不宜过于生硬，因为角刮法比较便于施力，所以要避免用力过猛而损伤皮肤。

推刮法

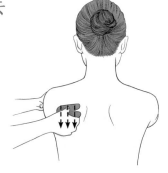

推刮法的操作手法与面刮法大致相似，刮痧板向刮拭方向倾斜的角度小于45°，压力大于平刮法，速度也比平刮法稍慢一些。

厉刮法

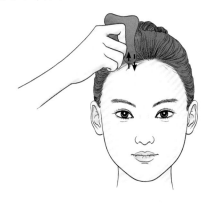

　　刮痧板角部与刮拭部位呈 90°，刮痧板始终不离皮肤，并施以一定的压力，在约 1 寸长的皮肤上做短间隔、前后或左右的摩擦刮拭。这种刮拭方式主要用于头部穴位。

点按法

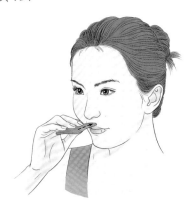

　　将刮痧板角部与要刮拭部位呈 90°，向下按压，由轻到重，逐渐加力，片刻后快速抬起，使肌肉复原，多次反复。这种方法适用于无骨骼的软组织处和骨骼缝隙或凹陷部位。这种手法要求连贯自如，刺激性较强，具有镇痛止痛、缓解痉挛的作用，多用于实证的治疗。

垂直按揉法

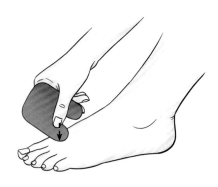

　　将刮痧板的边缘以 90° 按压在穴区上做缓慢按揉，刮痧板与所接触的皮肤始终不分开。垂直按揉法适用于骨缝部穴位及第 2 掌骨桡侧的刮拭。

平面按揉法

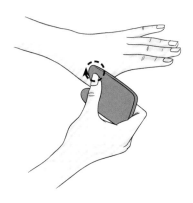

　　用刮痧板角部的平面以小于 20° 的方向按压在穴位上，做柔和迟缓的旋转。刮痧板角部与所接触的皮肤始终不分开，按揉压力应当渗透到皮下组织或肌肉。这种刮法常用于手足全息穴区、后颈、背腰部全息穴区的刮拭。

刮痧需用润滑剂

刮痧的介质其实就是刮痧用的润滑剂。润滑剂有两方面的作用：一是增加润滑度，减少刮痧阻力，避免刮痧时刮伤皮肤；二是刮痧润滑剂具有一定的药物治疗作用，可以增强刮痧的功效。

明清以前，刮痧常用的介质是香油、食用油、酒、水或药汁等。现在比较常用的刮痧介质有以下几种。

1.冬青膏

是把冬绿油（水杨酸甲酯）和凡士林按1：5的比例调成的。多用于一切跌打损伤引起的肿胀、疼痛，以及陈旧性损伤和寒性病症的刮痧治疗。

2.白酒

刮痧时一般选用浓度较高的粮食白酒或药酒。多用于损伤疼痛、手足痉挛、腰膝酸软等病症的刮痧治疗。值得一提的是，对发热患者还具有降温的功效。

3.麻油

即从胡科植物芝麻种子中榨取的脂肪油，也叫作胡麻油、香油。多用于久病劳损、年老体弱者及婴幼儿等人群的刮痧治疗。

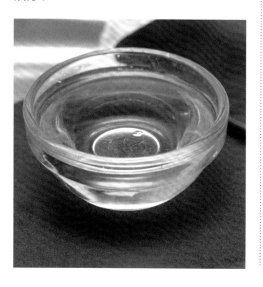

4.鸡蛋清

把生鸡蛋一头磕开一个小口，将鸡蛋清倒出。多用于热病、手足心热、烦躁失眠、嗳气吐酸等病症的刮痧治疗。

5.刮痧活血剂

以天然植物油为原料，经提炼、浓缩调配而成，具有活血化瘀、促进血液循环、扩张毛细血管等作用。主要成分是当归、川芎、赤芍、红花、桃仁、乳香、穿山甲等。主要用于痛证的刮痧治疗。

6.扶他林

是一种比较常用的镇痛抗炎类乳胶剂，其中含量丰富的双氯芬酸二乙胺具有镇痛抗炎的作用。多用于运动性损伤、腰酸背痛、肩周炎、类风湿性关节炎、骨性关节炎等病症的刮痧治疗。值得一提的是，扶他林也可以单独使用，具有消炎镇痛的功效。

7.薄荷水

把新鲜的薄荷叶泡在水里1天后，去渣取汁水。多用于发热或局部红肿的刮痧治疗。

8.刮痧油

由芳香药物的挥发油与植物油提炼浓缩而成，具有行气开窍、祛风除湿、止痛的作用。

9.止痛灵

用天然中药丹参、桃仁、血竭、蜈蚣、三七、麝香、酒精提炼而成，具有消毒杀菌、活血止痛的作用。

刮痧后的反应

刮痧后会出现一些痧象，患者也会出现一些身体反应。对于这些痧象和反应，应区别对待，遇到不正常的反应时要进行及时处理。

刮痧后，对于局部皮肤有微热感，出现颜色不同、形状不一的痧象等反应，患者不必惊慌，这些都是刮痧后的正常反应。而对于出现疲劳、痧象两天后仍未消退，甚至当场出现晕刮等现象，则应积极防治，这些都属于刮痧后出现的不良反应。

刮痧后的反应	出现原因	正常 / 异常	如何处理	如何预防
刮拭部位出现不同颜色、形态的痧象。颜色有鲜红色、暗红色、紫色及青黑色；形态有斑块状、水疱样、包块状或结节状	—	正常	—	—
刮痧半小时后皮肤表面的痧逐渐融合，呈现出一片的痧，深部色块样的痧逐渐消失。12小时后，色块样的痧变成青紫色或青黑色	—	正常	—	—
5～7天后痧点慢慢消退。胸背部、上肢部、颜色较浅的痧都容易消退；腹部、下肢部、颜色较深的痧则不容易消退	—	正常	—	—
刮痧24小时内有短时间的疲劳反应，且全身低热	患者体质虚弱，刮痧时间过长、力度过重	异常	适度休息后即可恢复正常	不用采取特别的防治措施，平时注意增强体质即可
刮痧治疗结束后，刮拭部位的皮肤出现肿胀、灼热等不适的感觉，2天后还没有消退	刮拭时间过长、力度过重	异常	可在刮痧24小时后进行局部热敷	适当减少刮拭时间，减小刮拭力度
患者出现头晕目眩、面色苍白、心悸出冷汗、四肢发冷、恶心欲吐，甚至出现血压下降、神志昏迷，这种情况就是晕刮反应	患者存在紧张情绪，或者在空腹、过度疲劳等情况下进行刮痧；或者刮拭时间太长、力度太重，刮拭部位太多	严重异常	停止刮拭，给患者喝温开水或糖水，用刮痧板角部点按其百会穴、水沟穴、内关穴、足三里穴、涌泉穴	消除患者对刮痧的紧张情绪；不要在空腹、熬夜、过度疲劳的状态下刮痧

人体不同部位的不同刮痧方法

　　整体刮拭的顺序是自上向下，先头部、腰背部或胸腹部，后四肢。腰背部及胸腹部可根据病情，决定刮拭的先后顺序。基本上按照头颈部→脊柱→胸部→腹部→四肢和关节的顺序来进行刮拭。每个部位一般先刮阳经，再刮阴经；先刮拭身体左侧，再刮拭身体右侧。

头部

　　头部有头发覆盖，所以刮拭时不用涂刮痧润滑剂。可使用刮痧板薄面边缘或刮痧板角部刮拭，来增强刮拭效果。每个部位刮 30 次左右即可，以刮至头皮有发热感为宜。

刮拭头部两侧

　　从头部两侧太阳穴开始至风池穴，经过的穴位为头维穴、颔厌穴、悬颅穴、悬厘穴、率谷穴、天冲穴、浮白穴、脑空穴等。

刮拭前头部

　　从百会穴至前发际。经过的穴位为前顶穴、通天穴、囟会穴、上星穴、神庭穴等。

刮拭后头部

　　从百会穴至后发际。经过的穴位为后顶穴、脑户穴、风府穴、哑门穴等。

刮拭全头部

　　以百会穴为中心，呈放射状向全头发际处刮拭。经过全头穴位和运动区、语言区、感觉区等。

　　头部刮痧可以改善头部血液循环，疏通全身阳气；能够有效预防和治疗中风及中风后遗症、头痛、脱发、失眠、感冒等病症。

面部

　　因为面部出痧会影响美观，所以进行面部刮痧时，方向应该是由内向外，按肌肉走向刮拭。手法一定要轻柔，以不出痧为度，最好使用性质柔和、渗透性能好的面部刮痧油。刮拭时，忌用重力进行大面积刮拭。

刮拭前额部

　　以前额正中线为基准分开，向两侧分别进行由内向外的刮拭。经过的穴位包括鱼腰穴、丝竹空穴等。

刮拭两颧部

　　由内向外刮拭。经过的穴位包括承泣穴、四白穴、下关穴、听宫穴、耳门穴等。

刮拭下颌部

　　以承浆穴为中心，经过的穴位包括地仓穴、大迎穴、颊车穴等。

　　刮拭面部有养颜、祛斑、美容的功效，对眼病、鼻病、耳病、面瘫、雀斑、痤疮等五官科病症有很好的疗效。

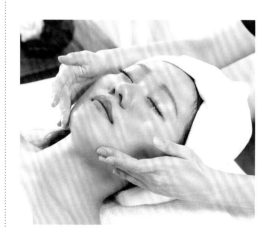

颈部

颈后高骨是大椎穴，为"诸阳之会"。刮拭时，用力要轻柔，应用泻法，不可用力过重，可以用刮痧板棱角刮拭，以出痧为度。肩部肌肉丰厚，用力可以稍重，从风池穴到肩髃穴，一次刮拭，中间不要停顿，一般用平补平泻手法。

刮拭颈部正中线

从哑门穴到大椎穴。

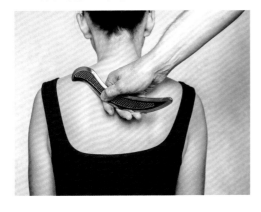

刮拭颈部两侧到肩部

从风池穴经过肩井穴、巨骨穴至肩髃穴。

刮拭颈部，具有育阴潜阳、补益正气、防止风邪侵入人体的作用。

背部

刮拭背部时要按照由上向下的方向，一般先刮后正中线的督脉，再刮两侧的夹脊穴和膀胱经。应用轻柔的补法刮拭背部正中线，千万不可用力过大，以免伤及脊椎，最好用刮痧板棱角点按各棘突之间。刮拭背部两侧时，要采用补法或平补平泻法，而且用力要均匀，刮拭时最好一气呵成，中间不要停顿。

刮拭背部正中线

从大椎穴至长强穴。

刮拭背部两侧

背部足太阳膀胱经循行路线，也就是脊柱旁开1.5寸及3寸的位置。

刮拭背部，主治心、肺等疾病，还对预防和治疗黄疸、胆囊炎、胆道蛔虫病、肝炎、肠鸣、泄泻、便秘、脱肛、痢疾、肠痈等疾病有很好的疗效。

胸部

胸部的刮拭方向有两种，前正中线的刮拭是从上向下，胸部两侧的刮拭是从内往外。对胸部正中线进行刮拭时，用力要轻柔，宜用平补平泻法。乳头处禁刮。

刮拭胸部正中线

用刮痧板角部自上而下刮拭，从天突穴经过膻中穴，向下刮至鸠尾穴。

刮拭胸部两侧

从胸部正中线由内向外刮，用刮痧板整个边缘由内向外，沿肋骨走向刮拭，先刮左侧再刮右侧。刮拭中府穴时，宜用刮痧板角部从上向下刮拭。

胸部主要有心、肺二脏。因此刮拭胸部，可防治冠心病、慢性支气管炎、支气管哮喘、肺气肿等心、肺疾病，还可预防和治疗女性乳腺炎、乳腺癌等。

腹部

腹部的刮拭方向通常是从上往下的。但是有内脏下垂的患者，在刮拭时应从下往上，以免加重病情。空腹或饱餐后禁

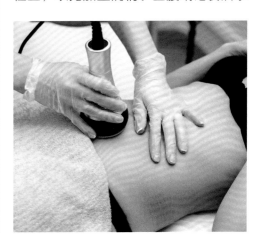

刮，急腹症患者忌刮，神阙穴禁刮。

刮拭腹部正中线

从鸠尾穴经过中脘穴、关元穴，刮至曲骨穴。

刮拭腹部两侧

从幽门穴、不容穴、日月穴向下，经过天枢穴、肓俞穴至气冲穴、横骨穴。

腹部有肝胆、脾胃、膀胱、肾、大肠、小肠等脏腑。因此刮拭腹部，可治疗胆囊炎、慢性肝炎、胃及十二指肠溃疡、呕吐、胃痛、慢性肾炎、前列腺炎、便秘、泄泻、月经不调等病症。

四肢

刮拭四肢时，遇关节部位，不可强力重刮。对下肢静脉曲张、水肿者应从下向上刮拭。皮肤如有感染、破溃、痣瘤等，刮拭时应避开。急性骨关节损伤、挫伤之处不宜刮痧，但在康复阶段做保健刮痧，可加速康复。

刮拭上肢内侧部

方向是由上向下，尺泽穴可重刮。

刮拭上肢外侧部

方向是由上向下，在肘关节处可稍作停顿，或分段刮至外关穴。

刮拭下肢内侧

方向是从上向下，委中穴可重刮。

刮拭下肢外侧部

方向是从上向下，从环跳穴到膝阳关穴；由阳陵泉穴到悬钟穴。

四肢刮痧可主治全身病症。如刮手少阴心经主治心脏疾病，刮足阳明胃经主治消化系统疾病。

膝关节

膝关节刮痧时，宜用刮痧板棱角刮拭，刮拭时动作应轻柔。

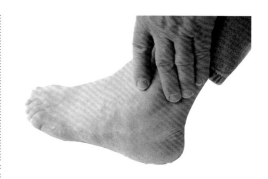

刮拭膝眼

刮拭前，可用刮板的棱角点按膝眼。

刮拭膝关节前部

膝关节以上的刮拭，从伏兔穴至梁丘穴；膝关节以下的刮拭，从犊鼻穴至足三里穴。

刮拭膝关节内侧部

从血海穴刮至阴陵泉穴。

刮拭膝关节外侧部

从膝阳关穴刮至阳陵泉穴。

刮拭膝关节后部

从上往下刮拭，委中穴可重刮。

刮拭膝关节，主治风湿性关节炎、膝关节韧带损伤、肌腱劳损等膝关节病变。另外，对腰背部疾病、胃肠疾病的治疗也有很好的疗效。

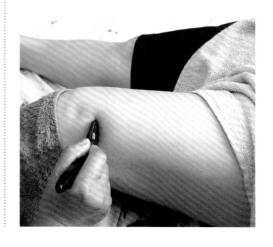

人体各部位的刮拭部位和顺序表

顺序	人体	刮拭部位	方法	功效	防治	注意事项
①	头部	头部两侧 前头部 后头部 全头部	用刮痧板薄面边缘或刮痧板角部刮拭	改善头部血液循环，疏通全身阳气	中风、头痛、脱发、失眠、感冒等	每个部位刮30次左右即可
②	面部	前额部 两颧部 下颌部	补法，刮拭方向为由内向外	养颜、祛斑、美容	眼病、鼻病、耳病、面瘫、雀斑、痤疮等	手法轻柔，以不出痧为度
③	颈部	颈部正中线 颈部两侧到肩部	泻法 平补平泻	育阴潜阳、补益正气	颈椎病、肩周炎	用力轻柔 一气呵成，中间不要停顿
④	背部	背部正中线 背部两侧	补法 补法或平补平泻法	预防脏腑疾病	黄疸、胆囊炎、肝炎、肠鸣、泄泻、便秘、脱肛、痢疾、肠痈	用力轻柔 一气呵成，中间不要停顿
⑤	胸部	胸部正中线 胸部两侧	从上向下，平补平泻；从内向外，平补平泻	预防脏腑疾病	冠心病、慢性支气管炎、支气管哮喘、乳腺炎、乳腺癌	用力要轻柔，乳头处禁刮
⑥	腹部	腹部正中线 腹部两侧	从上往下	预防脏腑疾病	胆囊炎、慢性肝炎、呕吐、胃痛、慢性肾炎、前列腺炎、便秘、泄泻、月经不调、不孕	空腹或饱餐后禁刮，急腹症者忌刮，神阙穴禁刮；有内脏下垂的患者在刮拭时应从下往上
⑦	四肢	上肢内侧 上肢外侧 下肢内侧 下肢外侧	从上往下	通经活络	全身疾病	关节部位不可重刮，感染、破溃、痣瘤等处刮拭时应避开
⑧	膝关节	膝眼 膝关节前部 膝关节内侧 膝关节外侧 膝关节后部	用刮痧板棱角刮拭	舒筋理气	膝关节病变、腰背部疾病、胃肠疾病	刮拭膝关节时，动作应轻柔

传统养生秘诀之刮痧

151

刮痧既可诊病，又可治病

面部刮痧测健康

　　面部的皮肤、血脉、肌肉、筋骨都分别受五脏的支配。面部形态及皮肤的变化与内脏有着密切的关联，无论哪个脏腑气血失调，都会在面部留下相应的痕迹。所以，刮拭面部以检查经脉穴位及全息穴区的阳性反应，可以帮助我们了解自身的健康状况，发现存在亚健康状态的部位。刮拭面部，不仅可以预测身体的健康状况，还可以美容，间接地保持身体健康。

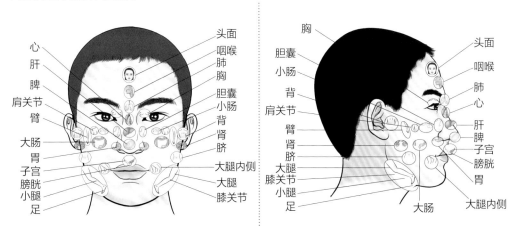

刮拭部位：头区、咽喉区、大小肠区、肺区、心区、肝区、脾区、胆区、胃区。

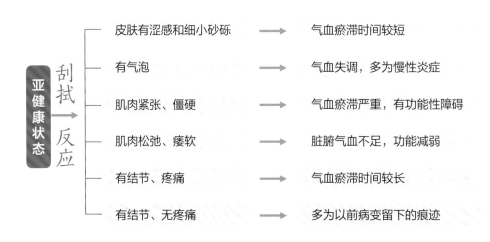

面部刮痧——诊断气血，美容养颜

经常做保健刮痧，可及时清洁面部肌肤，避免代谢产物蓄积，并将肤色晦暗、色斑痤疮等肌肤问题消灭在萌芽状态。面部重点穴位的保健刮痧有保健五官、缓解眼疲劳、预防五官疾病的作用。刮拭全息穴区和经络穴位，能激发和调节经络的整体功能，起到间接调节、保健脏腑的作用。

面部刮痧方法

1.额头区

先以刮痧板角部平面按揉额头正中区，然后用短弧边以平刮法，从额头正中向两侧刮拭，最后以平面的状态按揉太阳穴，结束。

2.眼周区

先以刮痧板角部垂直按揉睛明穴，然后用长弧边以平刮法，从睛明穴沿上眼眶刮至外眼角的瞳子髎穴，并以平面按揉瞳子髎穴的方法结束对上眼眶的刮拭。再以同样的方法刮拭下眼眶即可。

3.面颊区

平面按揉迎香穴，向外刮至太阳穴，并按揉太阳穴；再平面按揉迎香穴，用刮痧板长弧边沿颧骨下缘，经颧髎穴平刮至下关穴、听宫穴；最后平面按揉下关穴、听宫穴。

精确取穴

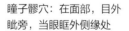
瞳子髎穴：在面部，目外眦旁，当眼眶外侧缘处

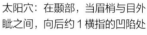
太阳穴：在颞部，当眉梢与目外眦之间，向后约1横指的凹陷处

下关穴：在耳屏前，下颌骨髁状突前方，当颧弓与下颌切迹所形成的凹陷中。宜闭口取穴

睛明穴：在面部，目内眦稍内上方凹陷处

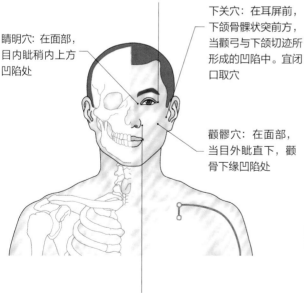
颧髎穴：在面部，当目外眦直下，颧骨下缘凹陷处

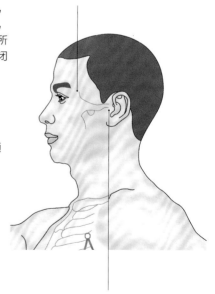

迎香穴：在面部，在鼻翼旁开约1厘米的皱纹中（在鼻翼外缘中点旁，当鼻唇沟中）

听宫穴：在面部，耳屏正中与下颌骨髁突之间的凹陷中，张口时呈凹陷状态

手掌刮痧测健康

　　手与人体内脏、经络和神经都有着密切联系，而各种疾病的发生与内脏器官也有一定的联系。所以，如果体内有潜在的病理变化时，不论是早期的、发展中的，还是晚期的，都会或隐或现地在手上反映出来，留下不同的印记，从而给我们观察提供诊断依据。

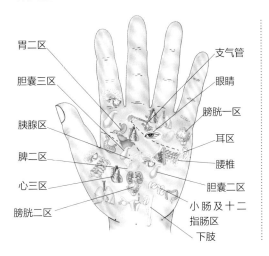

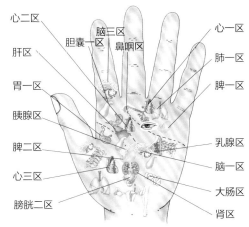

刮拭部位：心区、肝区、脾区、肺区、肾区、胃区、胆囊区。

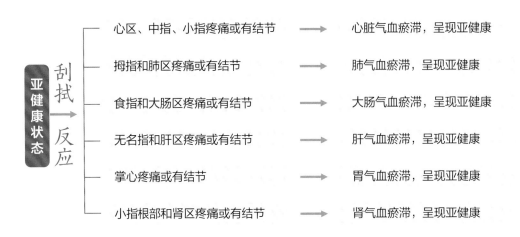

手掌刮痧——诊断五脏，调理气血

每天刮拭手部经脉穴位1~2次，可疏通十二经脉、调理气血、增强经络系统的调控功能，有利于脏腑健康。每日刮拭手部全息穴区1~2次，可对全身脏腑器官、脊椎、身体的各组织部位起到很好的保健作用。刮拭手部，可以改善局部微循环，预防手部发冷、冻疮及皮肤疾病，维持手部的正常生理功能。通过手部刮痧，可以活血化瘀，能够祛湿祛寒、排毒，也具有清热降火的作用。

手部刮痧方法

1.刮拭手指经脉

用刮痧板的凹槽部位依次刮拭各手指，从指根部一直刮至指尖。重点刮拭指甲根部两侧的井穴，以及合谷穴、劳宫穴、四缝穴、中渚穴、养老穴、后溪穴。

2.刮拭手掌和手背全息穴区

用面刮法将整个手掌及手指刮至发热。手背皮肤刮痧前，应先涂抹刮痧油或刮痧乳，再用面刮法刮拭第3掌骨和中指指背脊椎的全息穴区。最后用垂直按揉法，依次刮拭第2掌骨桡侧的全息穴区。

精确取穴

合谷穴：在手背，第1、2掌骨间，当第2掌骨桡侧的中点处

劳宫穴：在手掌心，当第2、3掌骨之间，偏于第3掌骨

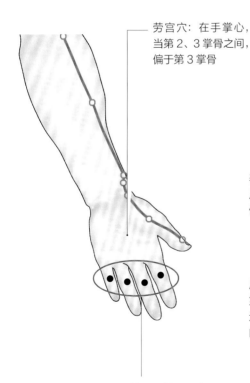

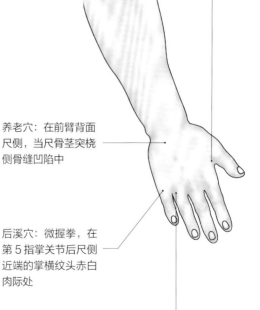

养老穴：在前臂背面尺侧，当尺骨茎突桡侧骨缝凹陷中

后溪穴：微握拳，在第5指掌关节后尺侧近端的掌横纹头赤白肉际处

四缝穴：在第2至第5指掌侧，第1、2节横纹中央

中渚穴：在手背，第4、5掌骨之间，掌指关节往手腕方向约1寸的凹陷处

足部刮痧测健康

人体各器官和足部都有着相对应的区域，可以反映相应脏腑器官的生理病理情况，这就是所谓的"足部反射区"。经常刮拭足部，可以使足掌皮肤润泽，避免出现干裂、厚茧或者足部不适等情况。经常刮拭足部，还可以预防亚健康状态的产生。

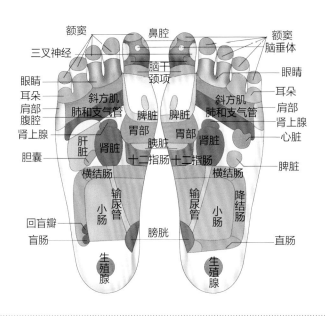

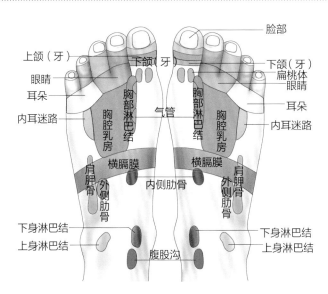

刮拭部位：心区、肝区、肺区、肾区、胃区、脊椎区、胆囊反射区、三叉神经反射区。

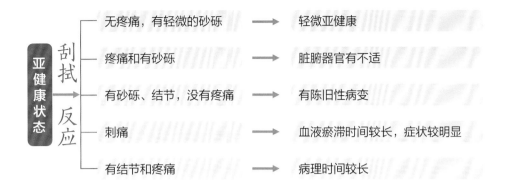

亚健康状态 → 刮拭 → 反应		
无疼痛，有轻微的砂砾	→	轻微亚健康
疼痛和有砂砾	→	脏腑器官有不适
有砂砾、结节，没有疼痛	→	有陈旧性病变
刺痛	→	血液瘀滞时间较长，症状较明显
有结节和疼痛	→	病理时间较长

足部刮痧——诊断全身，强身健体

足部是人体的缩影，人体各个脏腑器官的健康状况都可以在足部反映出来。每日刮拭足部，能够疏通经脉，使全身经脉保持通畅，并增强全身的抵抗力。同时，经常刮拭足部，还能改善微循环，预防冻疮。

足部刮痧方法

1.刮拭脚心

用面刮法沿各经脉循行方向向趾尖刮拭，并用单角刮法刮拭涌泉穴。

2.刮拭脚背

用面刮法将整个足掌、足背刮至发热，用平面按揉法重点刮拭冲阳穴、太冲穴、公孙穴、太白穴。足背刮拭前，应涂刮痧油或刮痧乳，然后用较轻的力度刮拭。

3.刮拭脚趾

用角刮法逐个刮拭脚趾，重点刮大敦穴、厉兑穴。

精确取穴

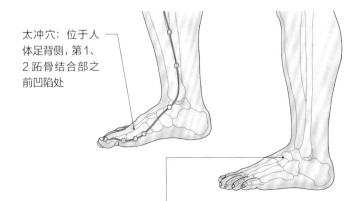

太冲穴：位于人体足背侧，第1、2跖骨结合部之前凹陷处

冲阳穴：在足背最高处，当拇长伸肌腱与趾长伸肌腱之间

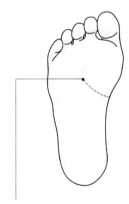

涌泉穴：在人体足底，位于足前部凹陷处第2、3跖趾缝纹头端与足跟连线的前1/3与后2/3交点上

背部刮痧测健康

　　背俞穴是足太阳膀胱经行于背部两侧的俞穴。心肺之气流注于上背部，肝胆、胰腺、脾胃之气流注于中背部，肾、膀胱、大肠、小肠、生殖器官之气流注于腰部、腰骶部。

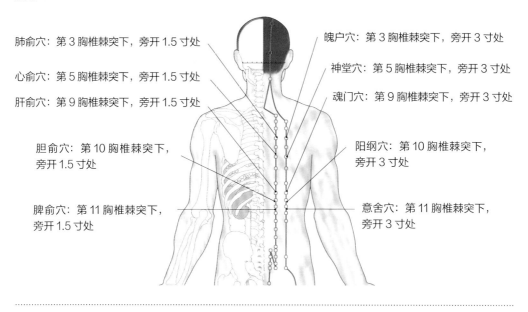

肺俞穴：第 3 胸椎棘突下，旁开 1.5 寸处

心俞穴：第 5 胸椎棘突下，旁开 1.5 寸处

肝俞穴：第 9 胸椎棘突下，旁开 1.5 寸处

胆俞穴：第 10 胸椎棘突下，旁开 1.5 寸处

脾俞穴：第 11 胸椎棘突下，旁开 1.5 寸处

魄户穴：第 3 胸椎棘突下，旁开 3 寸处

神堂穴：第 5 胸椎棘突下，旁开 3 寸处

魂门穴：第 9 胸椎棘突下，旁开 3 寸处

阳纲穴：第 10 胸椎棘突下，旁开 3 寸处

意舍穴：第 11 胸椎棘突下，旁开 3 寸处

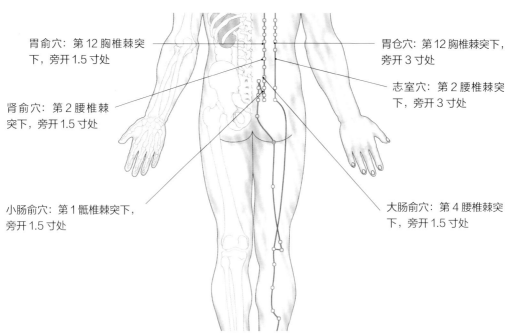

胃俞穴：第 12 胸椎棘突下，旁开 1.5 寸处

肾俞穴：第 2 腰椎棘突下，旁开 1.5 寸处

小肠俞穴：第 1 骶椎棘突下，旁开 1.5 寸处

胃仓穴：第 12 胸椎棘突下，旁开 3 寸处

志室穴：第 2 腰椎棘突下，旁开 3 寸处

大肠俞穴：第 4 腰椎棘突下，旁开 1.5 寸处

　　刮拭部位：各脏腑对应的俞穴，心俞穴、神堂穴、肝俞穴、魂门穴、脾俞穴、意舍穴、肺俞穴、魄户穴、肾俞穴、志室穴、胆俞穴、阳纲穴、胃俞穴、胃仓穴、大肠俞穴、小肠俞穴。

亚健康状态 刮拭反应	痧斑为密集的暗红色、紫红色，无疼痛 →	短期的气血瘀滞或身体较为疲劳
	疼痛，但不严重，没有或轻度痧斑 →	轻度气血不足
	痧象颜色晦暗，多而密集，无光泽 →	身体正气不足或有陈旧性疾病
	俞穴处的痧斑为密集的暗红色、紫红色，有疼痛感 →	气血瘀滞时间较长
	痧色深而密集，俞穴处有结节，有刺痛感 →	气血瘀滞时间很长，应警惕脏腑病变
	无痧象，俞穴处有结节，有刺痛感 →	脏腑处于亚健康状态或有病理性改变，应尽快到医院检查

背部刮痧——诊断脏腑，疏通经脉

刮拭背部，疏通督脉和膀胱经的经气，可以及时清洁体内环境、调节各脏腑功能、延缓衰老。刮拭背部脏腑器官的体表投影区和脊椎对应区，可以快速调节和改善脏腑器官的功能，改善亚健康状态，预防相关脏腑病症，促进脏腑病症的康复。同时可以预防和治疗肌肉劳损和外感风寒湿邪引起的背痛。

背部刮痧方法

1.不涂刮痧油经脉保健法

隔衣刮拭，使用面刮法自上而下刮拭腰背正中线的督脉，再用双角刮法刮拭两侧的夹脊穴，然后用面刮法自上而下刮拭督脉两侧的膀胱经。腰背部较长，要分段刮拭，每次刮拭4~5寸长。分段刮拭完毕，应从上到下、大面积、快速、连续地对经脉进行整体疏理。自己做腰部保健刮拭时，可以双手同时握住刮痧板，在背部自上而下地刮拭。

2.涂刮痧油经脉保健法

定期刮拭，顺序、方法同上，只是背部、腰部保健刮拭时应分次进行，每次刮拭部位不可过多。1~2个月刮拭1次。重点刮拭大椎、至阳、命门、长强、肺俞、心俞、腰眼等穴位。

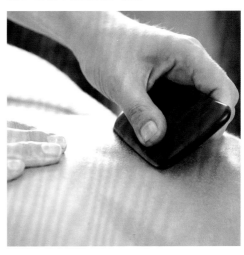

呵护五脏, 刮痧养生
安神养心刮痧法

心相当于人身体中的君主, 主管精神意识、思维活动等, 有统率和协调全身各脏腑功能的作用。因此, 只有心的活动功能健全, 其余各脏腑的功能活动才能正常进行。采用安神养心刮痧法, 有保养五脏、延年益寿的保健作用。

心病

	主要证候	治疗方法
心火炽盛	心烦失眠, 面红目赤, 口干咽燥, 口舌糜烂。舌尖红或起芒刺, 脉数	泻心火, 用黄连、竹叶、生地黄、木通、山栀等
心阳虚	心悸, 气喘, 口唇青紫, 胸闷。舌淡苔白, 脉细小或大而无力	温通血脉、振奋心阳, 用丹参、附子、红花、肉桂等
心阴虚	心悸, 失眠, 多梦, 体虚, 盗汗。舌质红, 脉细数或细弱	养心安神, 用当归、远志、麦冬、生地黄、酸枣仁、柏子仁等

健康自诊

① 经常感到心悸和气喘→心脏功能衰弱

② 心脏、胸部到咽喉下方, 常感到快要窒息般的痛苦→心脏功能衰弱

③ 不容易入睡→心脏功能亢进, 火热炽盛或心脏营养失调, 活力降低

④ 容易健忘→心脏营养失调, 活力降低

⑤ 偶尔会口齿不清→心脏营养失调, 活力降低

⑥ 稍微运动就汗流浃背→心脏功能衰弱

⑦ 手脚异常肿胀→心经循环出现异常

⑧ 左侧肩胛骨、颈部及肩膀感到僵硬酸痛→心经循环出现异常

刮拭要点

背部: 厥阴俞穴、神堂穴、心俞穴。
胸腹部: 膻中穴、巨阙穴。
上肢部: 神门穴、通里穴。

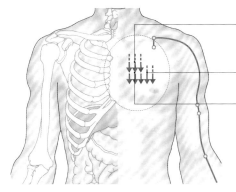

厥阴俞穴：在背部，第 4 胸椎棘突下，旁开 1.5 寸处

神堂穴：在背部，第 5 胸椎棘突下，旁开 3 寸处

心俞穴：在背部，第 5 胸椎棘突下，旁开 1.5 寸处

刮法	刺激程度	次数
面刮、平面按揉	中度	30

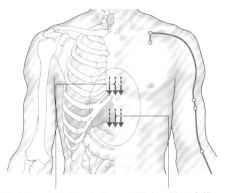

膻中穴：在胸部，当前正中线上，两乳头连线的中点

巨阙穴：前正中线上，脐上 6 寸

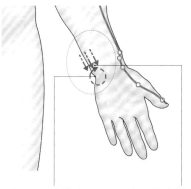

神门穴：腕横纹尺侧端，尺侧腕屈肌腱的桡侧凹陷处

通里穴：前臂掌侧，当尺侧腕屈肌腱的桡侧缘，腕横纹上 1 寸处

养心处方笺

饮食：多吃红色、苦味食物

    红色食物：胡萝卜、红豆、西红柿、草莓、西瓜。

    苦味食物：莲子、苦瓜。

生活习惯：轻松运动能强化心血管

    散步或慢跑等轻松的运动，都有助于锻炼心脏功能。

    入浴时不要用太热的水，水位高度也不要超过心脏。过热的水会增加心脏的负担。

季节注意事项：酷暑或严寒天气对心脏有不利影响

    过冷或过热的天气都会增加心脏的负担。

    在夏天或冬天时，尽量让身体处于舒适的环境中。

益气养肺刮痧法

肺位于心上，像辅佐君主的"宰相"一样，主一身之气，协助心脏以调节全身的功能活动。肺是人身之气的根本，是藏魄的地方。肺在五脏六腑中位置最高，覆盖诸脏，故有"华盖"之称。

肺病

	主要证候	治疗方法
痰热蕴肺	咳嗽，痰黄稠，或为血痰，气喘，口渴喜饮。舌苔黄，脉数	清肺化痰，用黄芩、竹沥、半夏、桑白皮、冬瓜仁、海蛤壳、鱼腥草、芦根等
肺气虚	气短，气喘，痰液稀薄，声音低缓，怕冷。舌质淡，脉软弱无力	补益肺气，用党参、五味子、黄芪、百合、山药等
肺阴虚	咽干口燥，咳嗽少痰或痰中带血，低热，失眠，盗汗。舌质红，脉细数	养阴润肺，用百合、麦冬、生地黄、功劳叶、鳖甲、沙参等

健康自诊

① 有过敏性皮炎、鼻炎等→肺功能下降

② 容易哮喘→肺功能衰弱

③ 喉咙及支气管功能较弱→肺功能衰弱

④ 经常感冒→肺功能衰弱

⑤ 背上的毛很多→肺功能衰弱而出现的自我保护现象

⑥ 容易便秘→大肠功能衰弱

⑦ 身体容易水肿→肺经循环出现异常

刮拭要点

背部：肺俞穴、魄户穴。
上肢部：太渊穴、列缺穴。
下肢部：涌泉穴。

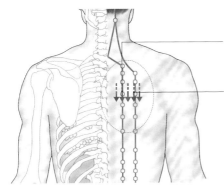

肺俞穴：在背部，第3胸椎棘突下，旁开1.5寸处

魄户穴：在背部，第3胸椎棘突下，旁开3寸处

刮法	刺激程度	次数
面刮	重度	30

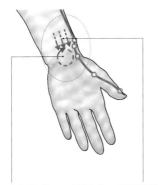

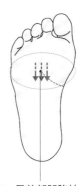

太渊穴：在腕掌侧横纹桡侧，桡动脉搏动处

列缺穴：桡骨茎突上方，腕横纹上1.5寸，当肱桡肌与拇长展肌腱之间

涌泉穴：足前部凹陷处，第2、3跖趾缝纹头端与足跟连线的前1/3与后2/3交点上

养肺处方笺

饮食：多吃白色、辛味食物

白色食物：白萝卜、土豆、白果、雪梨。
辛味食物：洋葱、生姜、辣椒、大蒜。

生活习惯：新鲜的空气是治疗肺病的良药

呼吸清晨的新鲜空气，能够强化呼吸功能。
慢跑或摩擦皮肤，能够适度刺激呼吸系统或皮肤。

季节注意事项：秋天是呼吸系统最容易受损的时期

在气候干冷的秋天，呼吸系统特别容易出毛病，必须多加注意。
由夏入秋之际，要特别注意保暖保湿，并勤加漱口和清洗双手。

调理脾胃刮痧法

胃受纳饮食水谷，是营卫之气产生的地方。脾和胃都相当于管理粮食仓库的官，主管接收和消化食物，并转化为营养物质，供给人体。

胃病

	主要证候	治疗方法
胃热	食后易饥，口渴多饮，牙龈肿痛，口臭，便秘，或食入即呕吐。舌苔黄，脉数	清胃热，用竹叶、芦根、石膏、大黄、知母等
胃寒	恶心呕吐，呃逆，脘腹冷痛，得热则减。舌苔白，脉弦	温胃散寒，用生姜、吴茱萸、制半夏、川椒、木香、丁香等
胃阳虚	空腹胃痛加剧，呕吐清水，得食痛减。舌苔白，脉沉细	温阳暖胃，用干姜、吴茱萸、黄芪、桂枝、荜澄茄、木香等
胃阴虚	口干咽燥，胃脘疼痛，大便秘结。舌红少苔，脉细数	益胃养阴，用麦冬、玉竹、白芍、甘草、石斛、沙参等

健康自诊

① 食欲不振→肠胃虚冷，体内多余水分过剩

② 常会有食欲异常亢进的现象→肠胃功能太过亢进

③ 经常感到胃痛或胃胀→消化功能减退

④ 容易肠鸣、下痢→脾的运化功能降低，使得体内多余水分过剩

⑤ 肌肉无力→肠胃虚冷而蠕动减缓

⑥ 身体偏瘦或过胖→肠胃吸收功能不好，出现消瘦或因水肿而虚胖

⑦ 喜欢吃热食→肠胃功能降低

刮拭要点

背部：脾俞穴、意舍穴、胃俞穴、胃仓穴。
上肢部：内关穴。
下肢部：足三里穴、丰隆穴。

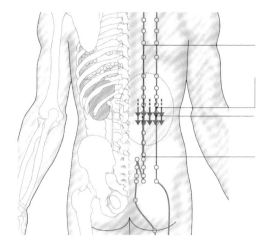

脾俞穴：在背部，第 11 胸椎棘突下，旁开 1.5 寸处

意舍穴：在背部，第 11 胸椎棘突下，旁开 3 寸处

胃仓穴：在背部，第 12 胸椎棘突下，旁开 3 寸处

胃俞穴：在背部，第 12 胸椎棘突下，旁开 1.5 寸处

刮法	刺激程度	次数
面刮	中度	30

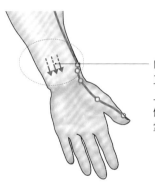

内关穴：前臂正中，腕横纹上 2 寸，在桡侧腕屈肌腱与掌长肌腱之间

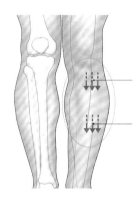

足三里穴：位于小腿前外侧，当犊鼻穴下 3 寸，距胫骨前缘 1 横指（中指）处

丰隆穴：在小腿前外侧，当外踝尖上 8 寸，条口穴外 1 寸，距胫骨前缘 2 横指（中指）处

传统养生秘诀之刮痧

养脾胃处方笺

饮食：多吃黄绿色、甜味食物

如南瓜、姜、板栗、红心番薯、黄豆、玉米。

生活习惯：细嚼慢咽，避免过度劳累是治疗脾胃病的最佳良药

脾胃方面的疾病，能够通过细嚼慢咽得到一定改善。细嚼次数以 30 次为标准（食用难嚼食物则需 50 次左右）。

过度劳累或生气都会伤及脾胃，所以要找到适合自己的情绪宣泄方式。

季节注意事项：潮湿季节要特别注意保护脾胃

在湿度高的长夏季节，不要摄入过多水分，还要注意饮食卫生。

强肾壮腰刮痧法

肾是封藏的根本，是藏精的地方。精能生骨髓而滋养骨骼，故肾脏有保持人体精力充沛、强身健体的功能，是"作强之官"，主管智力与技巧。

肾病

	主要证候	治疗方法
肾阳不足	面色淡白，怕冷，头晕，耳鸣，听力减退，腰酸肢软，小便清长或频数，阳痿，遗精，女性白带多而稀薄。舌质淡，苔薄白，脉沉细	益肾温阳，用熟地黄、鹿角胶、附子、肉桂、狗脊、续断、菟丝子、仙灵脾等
肾阴亏虚	头晕眼花，腰酸耳鸣，虚烦失眠，健忘，遗精早泄，口干。舌红少苔，脉细数	滋阴益肾，用龟板、熟地黄、山萸肉、枸杞子、女贞子、天冬等

健康自诊

① 感觉排尿不顺→肾功能衰弱

② 身体容易水肿→肾功能降低，体内水液平衡失调

③ 容易疲劳，体力不容易恢复→肾功能衰弱，身体衰老

④ 性功能减退→肾功能衰弱，身体衰老

⑤ 畏寒→肾功能衰退，体力下降

⑥ 手脚无力→肾功能衰退，体力下降

⑦ 手脚发热→肾功能衰退

⑧ 午后体温会稍稍偏高→肾功能衰退

⑨ 耳鸣或有中耳炎，有听力障碍→肾经循环异常，气血不足

刮拭要点

背部：三焦俞穴、肾俞穴、命门穴、膀胱俞穴。
胸腹部：中极穴、章门穴。
上肢部：尺泽穴。

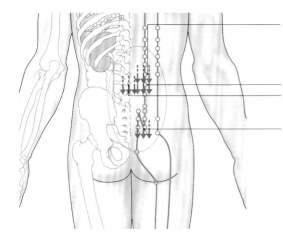

三焦俞穴：在腰部，第 1 腰椎棘突下，左右旁开 2 指宽处

肾俞穴：在腰部，第 2 腰椎棘突下，旁开 1.5 寸处

命门穴：在腰部，后正中线上，第 2 腰椎棘突下凹陷中

膀胱俞穴：在腰部，后正中线旁开 1.5 寸，平第 2 骶后孔处

刮法	刺激程度	次数
面刮、平面按揉	中度	60

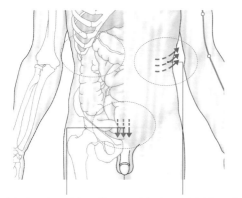

中极穴：在下腹部，前正中线上，脐中下 4 寸处

章门穴：在侧腹部，当第 11 肋游离端的下方

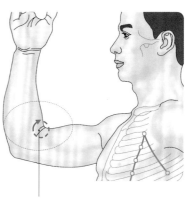

尺泽穴：肘横纹中，肱二头肌腱桡侧凹陷处

养肾处方笺

饮食：多吃黑色、咸味或触感滑腻的食物

如黑豆、黑木耳、黑芝麻、山药、海带、海参、紫菜、鱿鱼等。

生活习惯：腰腿功能的衰弱表示肾功能衰弱

随时随地注意锻炼下半身，适当增强腰腿功能。

季节注意事项：冬天穿厚暖衣服要比待在有暖气的屋子里好

过冷是肾脏的大敌，在寒冷的季节要注意保暖。

长时间待在有暖气的屋子里，容易使身体对环境温度的适应能力下降。

平肝理气刮痧法

肝是人体耐受疲劳的根本，是藏魂的地方。肝相当于人体中的将军，主管谋略。肝的性格坚毅果敢、刚直不阿，因此可以把它称为"将军之官"，具有决断力。

肝病

	主要证候	治疗方法
肝气郁结	胸闷，胃痛，恶心呕吐，嗳气或腹泻，泻后腹痛无明显减轻。舌红少苔，脉弦	疏肝理气，用白芍、柴胡、川楝子、香附、郁金等
肝阴虚	耳鸣，眼花，头晕头痛，面部发热，夜不能寐。舌红少苔，脉弦细数	滋补肝阴，用女贞子、生地黄、旱莲草、酸枣仁、白芍、牡蛎、珍珠母等

健康自诊

① 情绪起伏大→肝经循环出现异常

② 容易健忘→肝血不足

③ 不容易入睡→肝经循环出现异常

④ 不容易熟睡，经常做梦→肝经循环出现异常

⑤ 食欲忽大忽小→肝功能异常，抑制了肠胃的蠕动

⑥ 经常性便秘及下痢→肝功能异常，抑制了肠胃的蠕动

⑦ 精力减退→很有可能是肝、肾出了问题

⑧ 肩膀部位的肌肉僵硬、小腿痉挛→肝血不足

⑨ 指甲发白而脆弱→肝血不足

刮拭要点

背部：肝俞穴、胆俞穴。
上肢部：内关穴。
下肢部：阳陵泉穴、光明穴、曲泉穴。

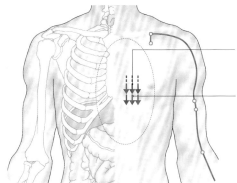

肝俞穴：在背部，当第9胸椎棘突下，旁开1.5寸处

胆俞穴：在背部，第10胸椎棘突下，旁开1.5寸处

刮法	刺激程度	次数
面刮、平面按揉	中度	60

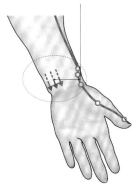

内关穴：前臂正中，腕横纹上2寸，在桡侧腕屈肌腱与掌长肌腱之间

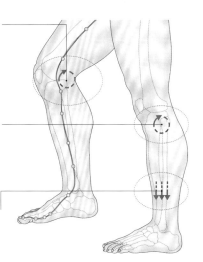

曲泉穴：膝关节内侧横纹头内侧端，股骨内侧髁的后缘，半腱肌、半膜肌止端的前缘凹陷处

阳陵泉穴：膝盖斜下方，小腿外侧，腓骨小头前下方凹陷处

光明穴：小腿外侧，当外踝尖上5寸，腓骨前缘

养肝处方笺

饮食：多吃绿色、酸味食物

如菠菜、油菜、芹菜、橘子、柠檬、梅子、枇杷、橄榄等。

生活习惯：控制不良情绪，保证良好的睡眠

肝脏的恢复、血液的净化，都是在睡眠中进行的。所以，要尽可能在夜晚23点之前入睡。

生气或情绪紧张会伤害肝脏，应先深呼吸，让心情平静下来。

季节注意事项：春天是肝脏活动最旺盛的时期

代谢活动旺盛的春天，也是肝脏活动最为旺盛的时期。这时要注意充分休息，避免让肝脏过于疲劳。

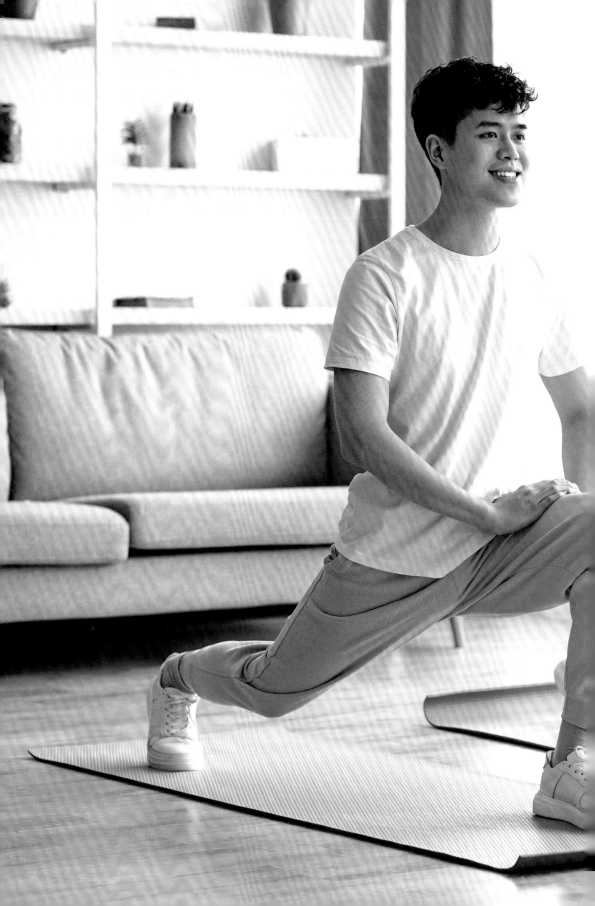

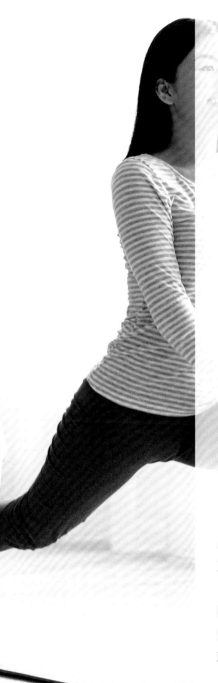

第七章

自诊自疗
一看便知

在日常生活中，我们时常会受到一些小病的困扰。虽然小病不如重大疾病那样急需治疗，但也会给我们的工作和生活带来不利的影响。

因此，我们在面对咽喉痛、肌肉酸痛、疲劳等症状时，切不可掉以轻心。需要在生活中掌握一些治疗小病的方法，比如按摩、拔罐、刮痧等，找到对应的穴位，就可以轻松应对这些不适，还能达到调理保健的目的。

感冒：外邪入侵所致

感冒是因外邪侵袭人体所引起的病症，以头痛、鼻塞、流鼻涕、打喷嚏、恶寒、发热、脉浮等为主要临床表现。常见的感冒主要有风寒感冒、风热感冒、暑湿感冒三种类型。

类型	特征	病因
风寒型感冒	鼻塞声重，鼻痒，打喷嚏，流涕清稀，咽痒咳嗽，痰液稀薄，严重时会伴有发热恶寒及肢体酸痛	主要由风邪、寒邪侵入人体所致
风热型感冒	发热微恶寒，头痛汗出，鼻涕黄浊，咳痰黄稠，口干欲饮，咽喉红肿疼痛	主要由风邪或火邪（火热之邪气）侵入人体咽喉所致
暑湿型感冒	上吐下泻，全身无力，鼻塞，流涕，发热，头沉重	人体感受了夏季暑湿时的邪气，又因喜欢纳凉和喝冷饮，使体内的暑湿为风寒邪气所遏而疏泄受阻

感冒的原因

感冒是人体抵御外邪的功能减退致使外邪侵入人体所致。在风邪、寒邪、暑邪、湿邪、燥邪、火邪这六种外界有害的邪气中，风邪是造成感冒的主要原因。现代医学认为，感冒是由病毒或细菌感染所导致的，这个观点与中医外邪入侵的观点相似。

侵入体内的邪气与身体的正气进行殊死搏斗，就形成感冒的各种症状。造成感冒的邪气一开始仅入侵人体体表，因此只需发汗便能驱除身体里的邪气，使感冒痊愈。

感冒时出现寒战的症状，是入侵的寒气较盛所造成的。这时可用给身体加温的方法来治疗，如喝热汤、盖上厚被子、外出时多加衣服。反之，若感到口干舌燥或身体燥热，则是体内热邪过盛，此时需要补给身体充足的水分以降温，并调节体温。另外，夏季常出现严重胃肠症状的感冒，一般认为是由湿邪所造成，此时应食用能化湿解暑的食物，以排出积聚于体内的多余水湿，使湿邪得化。

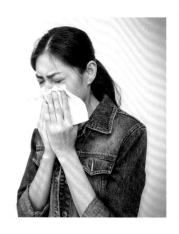

风寒型感冒

风寒型感冒是因风吹受凉或感受寒邪而引起的感冒，秋冬季发生较多。其症状为全身酸痛、鼻塞流涕、咳嗽有痰。

患有风寒型感冒者会全身发冷，这是风寒侵入体内的缘故。由于邪气从背后和后颈的毛孔侵入，所以会觉得背部特别寒冷，甚至出现寒战，即使体温上升也会感觉寒冷，流水样鼻涕，并伴有头痛、关节痛等症状。

要治愈风寒型感冒，可以用发汗的方法将邪气赶出体外，所以身体的保暖非常重要。

穴位按摩

1

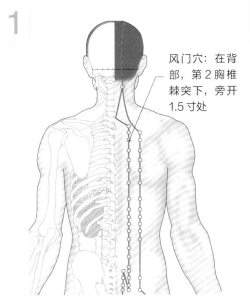

风门穴：在背部，第2胸椎棘突下，旁开1.5寸处

按摩风邪出入口的风门穴，有助于赶出体内邪气。

2

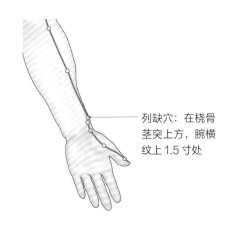

列缺穴：在桡骨茎突上方，腕横纹上1.5寸处

如有咳嗽症状时，可按摩有助于调整肺功能的列缺穴。

自诊自疗一看便知

对症药方

荆防达表汤

药材：荆芥、防风各15克，葱白、甘草各5克，生姜3片，紫苏叶、淡豆豉、杏仁、前胡、桔梗各10克。

煎法：加水1000毫升，煮取汤药500毫升，除去药渣即可。

服药法：每日2次。

风热型感冒

风热型感冒是风热之邪犯表，使肺气失和所致。症状表现为发热、微恶风、头胀痛、有汗、咽喉红肿疼痛、咳嗽、痰黏或黄、鼻塞、流黄涕、口渴喜饮、舌尖红、舌苔薄白微黄。

感冒伴有高热，是火热之邪气过盛造成的。病邪从鼻腔与咽喉侵入，因此多有咽喉痛的症状。在感冒初期，虽然也会感到发冷，但持续时间非常短暂，很快便会出现发热、喉咙干渴的症状。

此时最重要的是发汗，让病邪发散，使身体邪热随之排出体外。另外，由于出汗，体内水分也相对不足，因此需经常补充水分。

穴位按摩

1

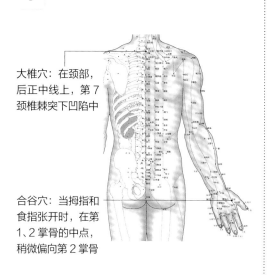

大椎穴：在颈部，后正中线上，第7颈椎棘突下凹陷中

合谷穴：当拇指和食指张开时，在第1、2掌骨的中点，稍微偏向第2掌骨

按摩大椎穴，可发散火热邪气，帮助降温；按摩合谷穴，能调整肺功能，并能清热。

2

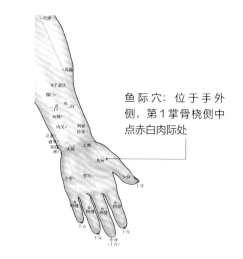

鱼际穴：位于手外侧，第1掌骨桡侧中点赤白肉际处

按摩鱼际穴，能减轻咽喉疼痛。

对症药方

桑菊饮

药材：桑叶15克，杏仁、桔梗、芦根各10克，菊花、连翘、薄荷、甘草各5克。

煎法：加水1000毫升，煮取汤药500毫升，除去药渣即可。

服药法：每日2次。

暑湿型感冒

暑湿型感冒就是因为夏季闷热，湿度比较大，且人们贪凉，经常吹空调，而感受风寒之邪造成的。

在夏天与湿气重的时期，常发生外感暑湿所引起的感冒，这类感冒常见于容易出现水肿、体内湿气较重的人。

感冒时会出现头重、全身无力，以及脾胃、肠道功能下降的症状，进而出现上吐下泻。若湿邪侵袭关节，则会引起关节痛。

此时最重要的是调整肠胃功能，将聚积于体内的湿气排出体外。

穴位按摩

1

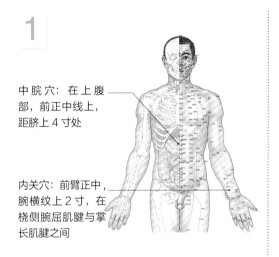

中脘穴：在上腹部，前正中线上，距脐上4寸处

内关穴：前臂正中，腕横纹上2寸，在桡侧腕屈肌腱与掌长肌腱之间

按摩中脘穴，能够缓和肠胃症状；有呕吐现象时，按摩内关穴较为有效。

2

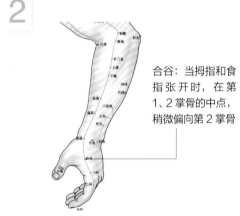

合谷：当拇指和食指张开时，在第1、2掌骨的中点，稍微偏向第2掌骨

有发热症状时，可按摩合谷穴缓解。

对症药方

藿香正气散

药材：藿香15克，半夏、厚朴、紫苏、白芷、大腹皮、茯苓、白术、陈皮、桔梗各10克，炙甘草6克。

煎法：将以上11味药碾为细末，加水500毫升、生姜3片、红枣1枚，同煎至300毫升，除去药渣即可。

服药法：睡前服用，每日1次。

疲劳：正气不足所致

疲劳又称疲乏，是主观感觉上的一种疲乏、无力、不适。很多疾病都可引起疲劳。不同疾病可引起不同程度的疲劳，有些疾病表现出的疲劳更明显，有时可作为就诊时的首发症状。

类型	特征	病因
气虚型疲劳	脸色差，精神不佳，体力不济，身体沉重，少气懒言，语声低微，头晕目眩，失眠心悸，休息后症状消除	多种病因作用于人体，引起各脏亏虚，日久不愈，形成疲劳
脾虚湿困型疲劳	总是觉得累，没食欲，胃脘满闷，吃完饭就想睡，经常腹泻，甚或恶心欲吐、口黏不渴或渴喜热饮、肢体困倦，甚或水肿	由于过量食用肥甘厚味而引起体内水液积聚，聚湿生痰，痰液阻滞津液代谢，使气的运行不畅
痰浊型疲劳	头晕、头痛、头重，呕恶或呕吐痰涎，或胃肠中有水声漉漉，或口黏、口腻，口干不欲饮水；易惊悸，失眠难寐	由于过量饮食等原因，使体内聚积多余的废物，因而阻碍了气的运行

疲劳的原因

气是构成人体和维持人体生命活动最基本的物质。若体内气不足，身心就容易感到疲倦。气不足的原因，每个人不尽相

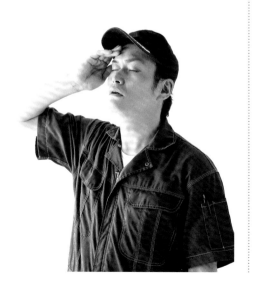

同，需要依据自身症状采取适当的治疗方式。

体质虚弱或年老多病容易导致气不足。长期生病和手术后、过度劳累、精神压力大等情况也会耗气，此时就需要保护充足的睡眠，同时摄取富含营养的食物以补气。

有一些疲劳即使休息后也无法减轻，即使睡眠充足，隔天早上，身体仍会感到疲惫，这就是痰浊型疲劳。此时，活动身体才是消除疲劳的关键。这是因为痰液聚积于体内，阻塞气机，导致气运行不畅，此时就需要适度地运动来行气。

负责食物消化吸收的脾是气血生化的后天之本，与胃肠息息相关。若在饭后感到疲惫，则表示脾的功能减退，此时便要通过调养脾胃来改善气的不足。

气虚型疲劳

气不足的原因有先天体质虚弱、年龄增长、长久卧病以及手术、过劳和精神压力大等情形。

此类型的人虽然只要好好睡上一觉便会恢复体力，隔天早上又能精神饱满，但是到了一天的尾声，又容易感到疲惫。若将这些症状置之不理，久而久之，气的不足也可能导致血虚。要注意，任何时候都不要过于操劳，要保证充分休息。

穴位按摩

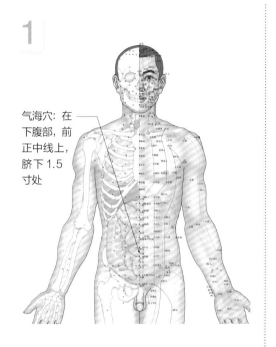

气海穴：在下腹部，前正中线上，脐下1.5寸处

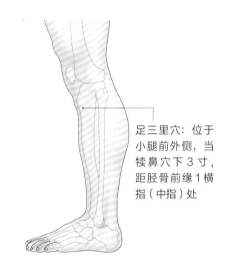

足三里穴：位于小腿前外侧，当犊鼻穴下3寸，距胫骨前缘1横指（中指）处

两手交叠，女性右手在下、男性左手在下，按于肚脐下方的气海穴。

按摩足三里穴，对气的恢复有所帮助。

对症药方

补中益气汤

药材：黄芪、白术各15克，当归、升麻、柴胡各10克，炙甘草、陈皮各6克。

煎法：将以上7味药分别切细，加水500毫升，煎至300毫升，除去药渣即可。

服药法：每日2次，早晚饭后各服用1次。

脾虚湿困型疲劳

此种疲劳会引起食欲不振、下痢及身体水肿，若为了补充元气而饮食太过，反而会损伤本已虚弱的脾。此时首先要调养脾胃，注意恢复脾胃的功能。

此类型的人体内津液代谢变差，会影响脾对于水谷的消化。因此，人体为了消化食物，会比平常消耗更多的气，而在饭后就会感到昏昏欲睡。

穴位按摩

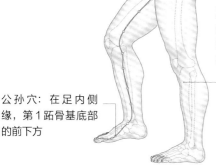

足三里穴：位于小腿前外侧，当犊鼻穴下3寸，距胫骨前缘1横指（中指）处

公孙穴：在足内侧缘，第1跖骨基底部的前下方

按摩能促进津液代谢的足三里穴及公孙穴，可使体内津液代谢顺畅，恢复元气。

对症药方

四君子汤

药材：人参、白术、茯苓各15克，炙甘草6克。

煎法：将以上4味药碾成粉末，加水500毫升，煎至300毫升即可。

服药法：每日1次。

痰浊型疲劳

此种疲劳具有饮食过量和运动量不足倾向，或是体形偏丰满的人，痰浊会堆积于体内，进而影响气血运行。中医所谓的"痰"，就是现代医学认为过剩的胆固醇与中性脂肪之类的物质。如果觉得身体疲倦就不活动，则疲劳感会累积，使人陷入懒惰的恶性循环。

因此就算觉得疲倦，也应该适当活动一下身体。注意每餐只吃八分饱，有利于消除肥胖，恢复元气。

穴位按摩

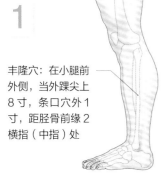

1

丰隆穴：在小腿前外侧，当外踝尖上8寸，条口穴外1寸，距胫骨前缘2横指（中指）处

按摩丰隆穴，能够排出体内多余水分，以清除体内聚积的痰浊。

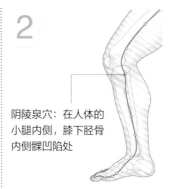

2

阴陵泉穴：在人体的小腿内侧，膝下胫骨内侧髁凹陷处

按摩阴陵泉穴，对促进津液代谢有所帮助。

对症药方

半夏汤

药材：竹茹、枳实（麸炒、去瓤）、陈皮各10克，炙甘草5克，茯苓15克，生姜5片，红枣1枚。

煎法：水煎。

服药法：每日1次。

中暑：夏季气虚所致

中暑是指以出汗停止、身体散热不足、体温极高、脉搏加速、皮肤干热、肌肉松软、虚脱及昏迷为特征的一种病症，常由于暴露在高温环境过久而引起身体体温调节机制障碍所致。

类型	特征	病因
湿困脾胃型中暑	食欲不振，口中黏腻无味，便溏，全身无力，肠胃功能低下，到夏天便消瘦，双脚水肿，有的人会感觉全身发冷	湿邪入侵脾胃较弱的人，妨碍消化，造成以上症状
气阴两虚型中暑	面色苍白，易感疲劳，口干咽燥，目涩无泪，神疲乏力，食欲不振，手足心热，呼吸困难，皮肤干燥，入秋后嗜睡	在炎热的夏天过度劳动，加上酷暑耗伤气阴，致使气阴不足

中暑的原因

　　暑热之邪容易侵入人体，消耗人体的气。尤其是在高温作业的车间工作，或在农田及露天作业，或在人群拥挤的集中地，暑湿之邪都会入侵人体，影响脾胃的消化吸收功能，导致体内气的不足。

　　中暑可分为两种。一种是湿困脾胃型中暑，此类中暑者多为原本脾胃就虚弱，又因湿邪入侵脾胃，使出汗散热的功能减弱，因此多余的水分会聚积于体内。身体状况不佳，整个夏天便会昏昏沉沉的。因食欲降低而在夏天变瘦的人多属于此类型。

　　另一种是气阴两虚型中暑。夏天酷暑造成的气阴亏耗是此种中暑的主要原因。体温无法下降，就会造成身体体温调节的失衡。如果能自我觉察到自己所属的体质类型，则可事先采取相应的预防措施。

　　（1）避免夏日长时间户外活动。

　　（2）注意适当锻炼身体，提高机体免疫力。

　　（3）参加户外活动时，注意使用凉水、风扇、衣帽等工具降温。

　　（4）户外活动时随时饮水补液。

　　（5）注意休息，必要时可以使用十滴水、藿香正气液等药物防暑。

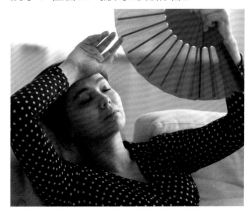

湿困脾胃型中暑

湿邪若入侵脾胃，则津液代谢变差，多余的水液也会停滞于体内，造成身体容易疲惫、不易出汗、口中黏腻、双脚水肿的现象。

另外，也容易陷入一种恶性循环：吃过多冰镇的饮食→脾脏功能减弱→体内水液停滞不行→水分吸收热量→感到热，想吃更多冰镇的饮食……这种恶性循环一定要多加注意和预防。

穴位按摩

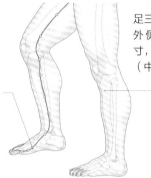

足三里穴：位于小腿前外侧，当犊鼻穴下 3 寸，距胫骨前缘 1 横指（中指）处

公孙穴：在足内侧缘，第 1 跖骨基底部的前下方

按摩足三里穴和公孙穴，可促进脾胃功能、帮助恢复食欲。

对症药方

香砂六君子汤

药材：人参 5 克，半夏、白术、茯苓、生姜、木香各 10 克，甘草、陈皮各 6 克，砂仁 8 克。

煎法：将以上 9 味药分别切细，除砂仁外的药材加水 500 毫升烧开，然后放入砂仁煎至 300 毫升即可。

服药法：每日 2 次，饭后服用。

气阴两虚型中暑

夏季过度劳累，到了夏秋之际便感到身体不适，整天昏睡，这便是气阴两虚型中暑。此类中暑者会产生皮肤干燥、手脚发热、喉咙干渴等现象，也可能会使人感到呼吸困难和强烈的倦怠感。

因此在夏天，即使活力百倍，也应该注意保养。少吃辛辣油腻的食物，防止火热内郁，而耗伤气阴。流汗之后需频繁地补充水分，并摄取充足营养，以补充元气。

穴位按摩

1

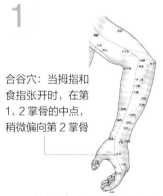

合谷穴：当拇指和食指张开时，在第 1、2 掌骨的中点，稍微偏向第 2 掌骨

按压合谷穴，可以缓解无汗或多汗的症状。

2

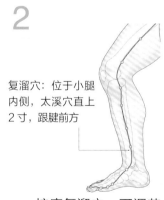

复溜穴：位于小腿内侧，太溪穴直上 2 寸，跟腱前方

按摩复溜穴，可调节水液代谢。

对症药方

桂苓甘露饮

药材：滑石、石膏、寒水石各 30 克，肉桂 3 克，泽泻、茯苓、猪苓各 15 克，白术 12 克，甘草 6 克。

煎法：将以上 9 味中药碾成粉末，用加热的新汲水调和成汤药即可。

服药法：每日 1 次，每次服 9 毫升，饭前服用。

肥胖：脾胃失运所致

肥胖是由于人体代谢障碍而造成的脂肪组织过多。肥胖是健康的杀手，容易引发冠心病、糖尿病等疾病。

类型	特征	病因
痰湿内蕴型肥胖	脂肪多，食欲旺盛，稍微活动便会感到疲劳，容易便秘，怕热，脸色泛红	过食肥甘之物，湿气积聚体内，化为膏脂，湿浊郁久化热，致热蕴脾胃，形成肥胖
脾虚湿盛型肥胖	饮食不多，形体肥胖，肌肉组织松弛，嗜睡倦怠，大便溏薄，容易水肿，手脚发冷，容易疲劳，少气懒言，动辄出汗，脸色苍白	脾胃的运化吸收功能不良，影响气的生成和运行，使津液的代谢发生障碍，引发肥胖

肥胖的原因

肥胖主要是脾胃的运化吸收功能不良，影响气的生成和运行，使津液代谢障碍，造成代谢功能降低，多余脂肪组织堆积所致。

若脾脏的运化功能降低，则体内多余的物质便会囤积，进而造成肥胖。

体内水液停滞不行，聚湿成痰，即为痰湿内蕴型肥胖。此种体质的人食欲旺盛，容易便秘，脸色泛红且怕热。

还有的人即使吃得不多仍会肥胖，这是因津液代谢不良而导致虚胖体质，即脾虚湿盛型肥胖。这类体质的人，脾胃功能降低，消化吸收功能受影响，手脚容易发冷，容易疲倦，多汗且脸色苍白。

反复不断减肥却失败的人，首先要认清自己属于哪一种体质，根据自己的体质选择适当的减肥方式，才是解决肥胖问题的关键。

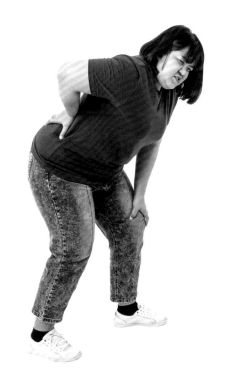

痰湿内蕴型肥胖

此类肥胖多发于脂肪堆积过多的体质。这种人喜欢吃油腻的食物或甜食，且食量大、吃得快。这类体质的人一般怕热，并且脸色发红，稍一运动便容易感到疲劳。但这种人还是应该进行适度的运动，以改善体质，同时需要改变过量饮食的不良习惯。

穴位按摩

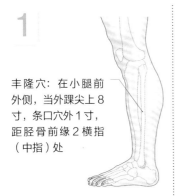

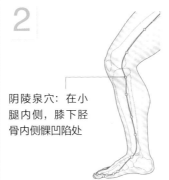

丰隆穴：在小腿前外侧，当外踝尖上8寸，条口穴外1寸，距胫骨前缘2横指（中指）处

阴陵泉穴：在小腿内侧，膝下胫骨内侧髁凹陷处

按摩丰隆穴，有祛痰功效。

按摩阴陵泉穴，可以促进水液代谢。

对症药方

二陈汤

药材：半夏、茯苓各15克，陈皮10克，炙甘草5克，生姜5片，乌梅1颗。

煎法：水煎。

服药法：睡前服用，每日1次。

脾虚湿盛型肥胖

此类多为水肿型肥胖体质。这类人容易出现身体水肿，下半身丰满，津液代谢缓慢，往往容易手脚发冷、容易疲惫、脸色苍白且多汗。这类人由于脾胃功能弱，吃得不多也会发胖。平时应多吃易消化的食物，最为重要的是细嚼慢咽，以促进脾胃运化。另外，要注意保暖，不要着凉。这类人的四肢肌力较弱，因此建议多做一些重量训练，以锻炼肌肉力量。

穴位按摩

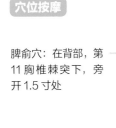

脾俞穴：在背部，第11胸椎棘突下，旁开1.5寸处

肾俞穴：在背部，第2腰椎棘突下，旁开1.5寸处

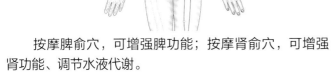

按摩脾俞穴，可增强脾功能；按摩肾俞穴，可增强肾功能、调节水液代谢。

对症药方

防己黄芪汤

药材：防己、黄芪、白术、甘草、生姜、红枣各适量。

煎法：水煎。

服药法：每日2次，饭后服用。

虚寒证：以气血虚为主

虚寒证是一种抽象的病症，它不是一种独立的疾病，却影响患者的方方面面，最终导致气血两虚。虚寒证既可表现为气虚，也可表现为血虚，而气血是互补的、相辅相成的，血虚可致气虚，气虚也可致血虚。

类型	特征	病因
脾肾阳虚型虚寒证	身心俱疲，解软便，多尿，腹部发冷，食欲减退，下痢，腰和下半身发冷且容易水肿	脾肾中的阳气不足，使其温煦身体的功能减退，消化吸收功能减弱，津液代谢速度下降，并使血液循环变差，导致全身发冷
血虚型虚寒证	手脚发冷，指甲淡白，脸色苍白，唇色淡，伴随心悸与目眩	营养状况原本不佳，血量不足，加之天气阴冷，导致手脚发冷
气虚血瘀型虚寒证	手脚发冷，指甲发黑，肤色差，容易呃逆，腹胀	因气虚而无力行血，无法运送足够的阳气到达身体末梢，使得手脚发冷

虚寒证的原因

全身发冷是虚寒证的主要症状，这主要是由体内阳气不足所致。脾阳不足，腹部周边会感觉寒冷，并影响食物消化，因此会出现下痢的症状。

肾藏精，主生殖。若肾中阳气不足，会加剧腰部和下半身的发冷症状，影响水液的代谢，容易造成水肿、尿量增多。

手脚发冷是因为阳气无法被送至身体末梢所致，一般多发于天气阴冷时。由于气能生血、气能行血，所以气虚，则行血作用减弱，使血不能及时被运达头面及四肢，脸色就会显得苍白。

还有一种虚寒证是由血液的停滞引起的，即气虚血瘀。气虚血瘀会造成体内阳气运行不畅，使嘴唇发紫呈暗紫色，且明明下半身发冷，还常伴有上半身充血发热的症状。

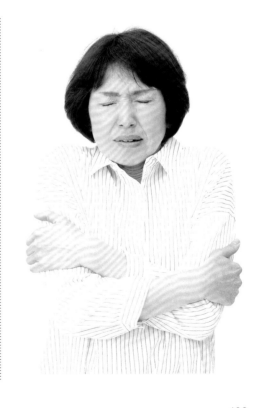

脾肾阳虚型虚寒证

腹部发冷、食欲减退、下痢属于脾阳虚型体质。脾胃消化吸收功能减弱，体内产热的能力也会随之降低。这种体质的人要注意保暖，同时要增强脾胃消化吸收的功能。

腰部和下半身发冷、水肿的人群多属于肾阳虚型体质。津液代谢速度下降，会影响血液循环，人就容易疲劳。这种人需要增强体力，以促进血液循环。

穴位按摩

1

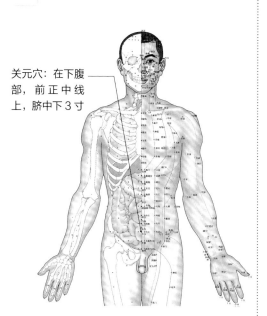

关元穴：在下腹部，前正中线上，脐中下3寸

按摩关元穴，可补益脾肾之阳气。

2

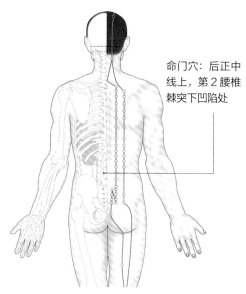

命门穴：后正中线上，第2腰椎棘突下凹陷处

按摩命门穴，并以艾灸的方式进行加热刺激，效果会更好。

对症药方

人参汤

药材：人参、甘草、干姜、白术各10克。
煎法：水煎。
服药法：每日1次。

血虚型虚寒证

血虚系血不足所致。因为营养状况原本不佳，身体容易受到外邪的侵袭，若是在冬天或低温的地方，马上便会感到手脚发冷。

这种症状常见于女性，特征为脸色苍白、唇色淡，因气血不足，往往也会伴随心悸与目眩的症状。这类人群需要充分摄取营养，并且做好保暖工作，以促进血液循环。

穴位按摩

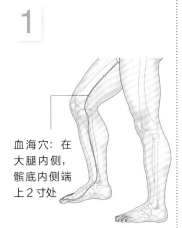

1

血海穴：在大腿内侧，髌底内侧端上2寸处

按摩血海穴，具有补血作用。

2

足三里穴：位于小腿前外侧，当犊鼻穴下3寸，距胫骨前缘1横指（中指）处

按摩足三里穴，能促进脾胃功能及补益气血。

对症药方

温经汤

药材：川芎、当归、肉桂、牛膝各15克，牡丹皮、人参各10克，莪术5克，甘草6克。

煎法：将以上8味药一起碾成粉末，加水500毫升煎至300毫升，除去药渣即可。

服药法：不拘时候，每日2次。

气虚血瘀型虚寒证

气虚血停，所以气血无法行到身体末梢，这就会使手脚冰冷、肌肤发黑、嘴唇泛紫，还会导致情绪焦躁、紧张、精神压力大等。

这种情况下，除了药物治疗外，还需要适度运动，使全身血液循环顺畅，以消除精神压力。同时不要吃生冷食物，避免身体着凉。

穴位按摩

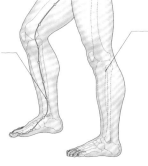

三阴交穴：位于小腿内侧，内踝尖上3寸，胫骨内侧缘后方

阳陵泉穴：膝盖斜下方，小腿外侧之腓骨小头前下方凹陷处

按摩三阴交穴、阳陵泉穴，可促进体内气血运行。

对症药方

当归四逆汤

药材：当归20克，桂枝、芍药各15克，通草、炙甘草各10克，细辛5克，红枣5枚。

煎法：水煎。

服药法：每日2次。

水肿：水液积聚所致

水肿是体内细胞外液中水分积聚所致的局部或全身肿胀。体内增加太多水分而排不出去，就容易出现水肿。体重增加的同时，还会出现眼睑浮肿、脚踝或小腿水肿。大部分水肿是由肾脏或心脏疾病所引起的，不过，有时候肝病引起的腹水、蛋白质不足引起的营养失调，或更年期障碍引起的内分泌失调等，也会出现水肿。

类型	特征	病因
湿困脾胃型水肿	水分摄取过量，全身无力，头重，尿量少、尿色变淡	水湿内侵，湿邪困脾，脾传输水液的功能受阻，水液积聚体内
脾阳虚型水肿	下半身水肿，手脚发冷，按压后皮肤不易复原，容易疲劳，尿量偏少，腹部与手脚常会感到冰冷	脾阳衰微，传输水液的功能低下，水液不得运化而积聚于体内
肾阳虚型水肿	全身发冷，腰部与足踝酸痛，下半身尤其是足踝内侧水肿明显，手脚冰冷，容易疲惫，腰足无力	肾阳衰微，蒸腾及气化无力，使水液积聚于体内

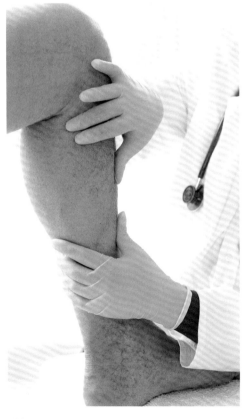

水肿的原因

水肿是指以肺、脾、肾，关键是肾的功能失调，使水液积聚体内或泛溢体表为特征的疾病。居于高温多湿地区的人，是最容易产生水肿的。需要注意摄取水分的方式，且不要让身体着凉。

常感到恶心且全身水肿，是摄取过量水分引起的。此症状多见于梅雨时节及夏季，水肿的同时，还会感觉全身无力、头重、尿量减少。

脾阳不振、运化无力，会导致腹部发冷而下半身水肿。水液代谢不畅，导致水液满溢于体表。肠胃虚弱的人容易因吃生冷食物，而导致下痢、手脚发冷、疲劳等。用手按压水肿处后，皮肤仍维持凹陷状态，不容易恢复原状，且尿量也会减少。

如果发生水肿并感到全身发冷、腰部与足踝酸痛，则考虑由肾功能降低、排尿不畅所致。此类水肿者以下半身，特别是足踝内侧水肿为最显著特征。

湿困脾胃型水肿

摄取过量水分会造成多余的水液停滞于体内，湿邪困脾，使脾胃功能减弱，引起更严重的水肿。下半身水肿若加剧，会蔓延至全身，使尿量变少、尿色变淡。

这时最重要的是控制水分的摄取，积极锻炼身体，以改善体液循环。

穴位按摩

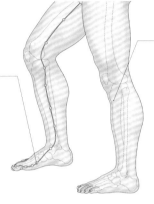

足三里穴：位于小腿前外侧，当犊鼻穴下3寸，距胫骨前缘1横指（中指）处

公孙穴：位于足内侧缘，当第1跖骨基底部的前下方，赤白肉际处

按摩公孙穴，能促进水液代谢；按摩足三里穴，能促进脾胃功能。

对症药方

香砂六君子汤

药材：人参5克，半夏、白术、茯苓、生姜、木香各10克，甘草、陈皮各6克，砂仁8克。

煎法：将前8味药分别切细，加水500毫升烧开，然后放入砂仁煎至300毫升即可。

服药法：每日2次，饭后服用。

脾阳虚型水肿

脾胃虚弱的人，水液代谢能力减弱，这种体质的人容易水肿、疲劳且尿量偏少。腹部与手脚常会感到冰冷，按压水肿的皮肤后，皮肤的凹陷不易恢复原状。

这种体质的人需要摄取易于消化的食物，以恢复脾胃功能，补充阳气，也可通过按摩来促进体液循环。

穴位按摩

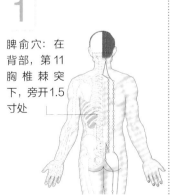

1

脾俞穴：在背部，第11胸椎棘突下，旁开1.5寸处

按摩脾俞穴，能增强脾功能。

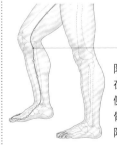

2

阴陵泉穴：在小腿内侧，膝下胫骨内侧髁凹陷处

按摩阴陵泉穴，能促进水液代谢。

对症药方

桂圆人参汤

药材：桂圆肉6枚，白糖15克，人参10克。

煎法：把剥好的桂圆肉盛入竹筒式瓷碗内，加入白糖；再加入人参10克，碗口盖上一层丝绵，上锅蒸。

服药法：每日1次，饭前服用。

自诊自疗一看便知

187

肾阳虚型水肿

肾阳虚衰，蒸腾及气化无力，多余的水分就无法通过尿液排出，而停滞于体内，因此会导致水肿。这类水肿常发生在下半身、内踝等部位，多表现为手脚冰冷、容易疲惫、腰足酸痛无力。

肾阳虚体质的人首先要保暖全身，恢复活力，避免着凉及过度摄取水分。

穴位按摩

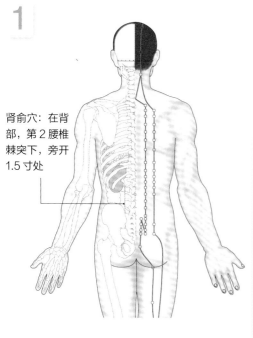

肾俞穴：在背部，第2腰椎棘突下，旁开1.5寸处

按摩肾俞穴，可增强肾功能。

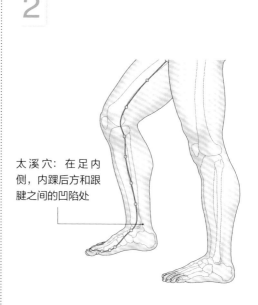

太溪穴：在足内侧，内踝后方和跟腱之间的凹陷处

按摩太溪穴，能促进水液代谢。

对症药方

真武汤

药材：茯苓、芍药、生姜各15克，白术10克，附子1枚（炮，去皮，破成8片）。
煎法：水煎。
服药法：每日1剂，分2次服。

失眠：心神不安所致

失眠是一种长期性睡眠质量较差的病症，表现为难以入眠、不能入睡、维持睡眠困难、过早或间歇性醒来而引起的睡眠不足。造成失眠的原因有心理、生理、药物、不良习惯与环境等多重因素。随着社会的发展和生活节奏的加快，失眠的发生率有明显的上升趋势。

类型	特征	病因
痰热内蕴型失眠	不易入睡，容易醒来，多梦，胸闷，呃逆，目眩	饮食无节制，影响消化吸收，使多余的水分积滞于体内形成痰湿，痰湿郁久化热，影响身体的正常功能
肝火亢盛型失眠	无法安心平躺，入睡后经常中途醒来，晨起头痛目眩、耳鸣，情绪焦躁易怒	精神压力过大，或是愤怒造成肝气郁结、郁久化火以致失眠
心肾不交型失眠	睡眠偏浅，手足与胸部充血，发热，盗汗，耳鸣，心神不宁	压力过大，或者过度劳累，使肾中阴液不足，以致心肾平衡失调
心脾两虚型失眠	感到不安、心悸，不易入睡，多梦，脸色差，容易疲惫，食欲不振	心血与脾气不足，使元神无法完全潜纳于心中，造成心神不安

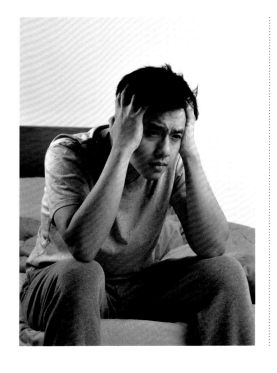

失眠的原因

常见病症是入睡困难、睡眠质量下降和睡眠时间减少，人体的记忆力、注意力下降等。

失眠与否主要与心的功能有关。只有元神安静潜纳于心中，才能有安稳的睡眠。

心功能过于兴奋，或是衰弱，人都会变得心神不宁，而无法入眠。

积聚于体内的痰湿扰乱了心神，也会造成睡眠过浅，夜起增多。

感到焦躁，或是思虑过深、无法入眠的人，是肝气郁结、久郁化火而扰乱心神所致。

另外，若肾中阴液不足，无法控制心的功能，导致心肾不交，也会引起失眠。

痰热内蕴型失眠

过量摄取油腻食物与甜食，或暴饮暴食，会影响脾胃的消化吸收，使多余的水分积滞于体内而形成痰湿，痰湿郁久化热，妨碍心神安宁，使人失眠，进而导致夜里惊醒、胸闷、呃逆、目眩等症状。

这类人群应注意饮食，尤其是饮食不宜过量。

穴位按摩

1

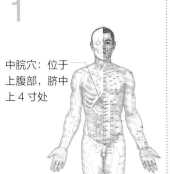

中脘穴：位于上腹部，脐中上4寸处

2

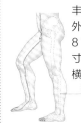

丰隆穴：在小腿前外侧，当外踝尖上8寸，条口穴外1寸，距胫骨前缘2横指（中指）处

睡前按摩中脘穴，能够促进脾胃功能。

睡前按摩丰隆穴，可以祛痰。

对症药方

黄连温胆汤

药材：半夏、竹茹各15克，陈皮、枳实、黄连各10克，茯苓5克，炙甘草6克，红枣1枚。

煎法：水煎。

服药法：每日1剂，睡前服用。

肝火亢盛型失眠

精神压力过大，或者愤怒会造成肝气郁结，久郁化火，扰动心神，使心神不宁。肝火亢盛型失眠的症状是不易入睡，入睡后经常中途醒来，早上也很早便醒来。这种情形还伴随情绪焦躁、易怒、头痛目眩、耳鸣等症状。

因肝火亢盛而失眠的人，首先应缓解精神压力，其次要多运动，增强体质。

穴位按摩

1

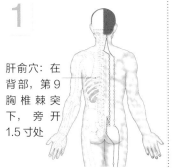

肝俞穴：在背部，第9胸椎棘突下，旁开1.5寸处

2

行间：在足背侧，当第1、2趾间，趾蹼缘的后方，赤白肉际处

按摩肝俞穴，能增强肝功能。

按摩行间穴，能清肝热。

对症药方

加味逍遥散

药材：当归、芍药、茯苓、白术、柴胡各10克，牡丹皮、山栀、甘草各5克。

煎法：水煎。

服药法：空腹，每日1次。

心肾不交型失眠

压力过大，或者过度劳累会使肾中阴液不足，心与肾的平衡失调。心的阳气无法受到控制，使心处于兴奋状态而导致失眠，同时伴随腰膝酸痛、心悸、头晕、手足与胸部充血发热、盗汗、口干舌燥等症状。这种情况下，若不服用安眠药，很难入睡，即使入睡也会很快醒来。

这类人群最好睡前喝一杯热牛奶，有助睡眠。

穴位按摩

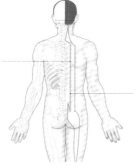

心俞穴：在背部，第5胸椎棘突下，旁开1.5寸处

肾俞穴：位于背部，第2腰椎棘突下，旁开1.5寸处

同时按摩能增强心功能的心俞穴和能增强肾功能的肾俞穴。

对症药方

黄连阿胶汤

药材：黄连5克，阿胶、黄芩、白芍各15克，鸡子黄2枚。

煎法：水煎2次，阿胶烊入，用生鸡子黄调入药汁。

服药法：分2次温服。

心脾两虚型失眠

这种体质的人往往会全身无力、嗜睡，但也无法入眠。心脾两虚型失眠的原因是心脾功能减弱，脾虚血亏，心神失养，无法维持心神的安定，从而造成心神不安。症状表现为心悸不安、容易疲劳、夜里无法入眠、食欲下降等。

这种情况下，要保持心神安宁，不要太过在意能否睡着。躺下后按摩相应穴位，也能够改善这种症状。

穴位按摩

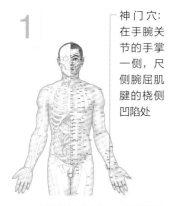

神门穴：在手腕关节的手掌一侧，尺侧腕屈肌腱的桡侧凹陷处

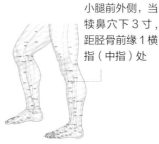

足三里穴：位于小腿前外侧，当犊鼻穴下3寸，距胫骨前缘1横指（中指）处

按摩神门穴，能增强心功能、安定心神。

按摩足三里穴，能调补气血。

对症药方

归脾汤

药材：桂圆肉、黄芪、白术、当归、茯神、酸枣仁各15克，木香、远志各10克，甘草6克，人参5克。

煎法：将以上10味药分别切细，一起放入锅中。加500毫升水，然后加生姜5片、红枣1枚，煎至300毫升，除去药渣即可。

服药法：不拘时候，每日3次。

头痛：多种病因所致

　　头痛是因头、颈部痛觉末梢感受器受到刺激，产生异常的神经冲动并传导到脑部所致。头痛是临床常见症状，病因较复杂。颅内病变、颅外及头颈部病变、其他外伤性疾病及神经症、精神病都可以引发头痛。

类型	特征	病因
血瘀型头痛	疼痛部位固定，运动时或夜间恶化，为有节奏的间歇性刺痛	因跌打损伤或颈椎扭伤造成内出血，使血流停滞而产生疼痛
痰浊型头痛	头重，目眩，恶心，呕吐，食欲不振，胃中翻腾，为紧绷式疼痛	饮食生活紊乱、饮酒、过度劳累、压力过大等造成痰浊内蕴，蒙蔽清窍产生疼痛
肝郁气滞型头痛	头晕，脸色差，有疲劳感，因压力增加而恶化，容易复发	因压力过大使肝功能减退，肝气郁滞而导致疼痛
肝阳上亢型头痛	目眩，耳鸣，头晕，情绪焦躁，易怒，眼睛充血，下半身无力，腰部酸痛，痛感为胀痛	因压力过大使肝功能减退，肝郁化火，久之灼耗肝阴，致肝阳上亢，导致疼痛

头痛的原因

　　现代医学不能完全根治头痛和确定头痛的病因。中医则可以从产生疼痛的部位、疼痛的性质与疼痛时的状况来判断其证型，并加以治疗。

　　疼痛的部位大致固定，且为有节奏的间歇性刺痛，是血瘀所致，特别是在运动时及夜里会加剧。

　　伴随恶心呕吐而来的紧绷式疼痛，是体内郁积的痰浊所造成的，饮食生活紊乱与脾功能减退是主因。

　　整个头颈部都产生胀痛的症状，是压力过大，使得肝气疏泄的功能失调所导致的。

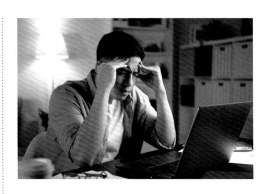

　　愤怒与焦躁的情绪会使亢盛的肝阳上升至头部，引起头痛。这种头痛在老年人中较多见。高血压与更年期障碍、自主神经功能失调所造成的头痛，也属于此类。

血瘀型头痛

血流停滞，气血运行不顺所造成的头痛，多为固定部位的刺痛。可能是由跌打损伤或颈椎扭伤所造成的内出血，或其他疾病所致。在运动时或夜间，痛感加剧。

这种情况下，应保持全身血液循环畅通，如按摩穴位或使用热毛巾温敷，都可以改善头部的血液循环，消除疼痛。同时要注意，不能使头部着凉。

穴位按摩

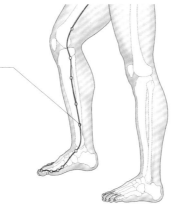

三阴交：位于小腿内侧，内踝尖上3寸，胫骨内侧缘后方

按摩三阴交穴，具有消瘀、止痛的效果。

对症药方

通窍活血汤

药材：赤芍、川芎各5克，桃仁（研泥）、鲜姜（切碎）各15克，红枣（去核）7枚，红花10克，老葱（切碎）3根，麝香（绢包）0.5克。

煎法：用黄酒250毫升，将前7味药煎至200毫升，去渣，将麝香入酒内，再煎沸1次。

服药法：睡前服。

痰浊型头痛

头痛并伴随有恶心想吐的感觉，以及食欲不振、胃中翻腾、头晕、目眩等症状，属于因痰浊而生的头痛。这种头痛，痛感上表现为紧绷式，这是脾功能减退的表现。

饮食生活紊乱、饮酒、过度劳累、压力过大等都可以造成痰浊型头痛。这种情况下，应该注意调节饮食，以恢复脾功能，改善水液代谢。

穴位按摩

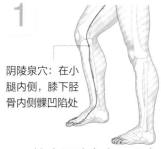

1

阴陵泉穴：在小腿内侧，膝下胫骨内侧髁凹陷处

按摩阴陵泉穴，具有增强脾胃功能。

2

丰隆穴：在小腿前外侧，当外踝尖上8寸，条口穴外1寸，距胫骨前缘2横指（中指）处

按摩丰隆穴，具有一定的祛痰作用。

对症药方

导痰汤

药材：陈皮、半夏、白术、香附、青皮、黄芩、黄连各10克，白茯苓、瓜蒌仁各15克，砂仁、甘草各4克。

煎法：加生姜3片，水煎。

服药法：每日1次。

肝郁气滞型头痛

压力过大，或精神情志因素，使得主疏泄的肝功能失调，则气机郁滞，会造成头部胀痛。这种情况下产生疼痛的部位并不固定。另外，疲劳与睡眠不足也会引起这类头痛。容易复发是这类头痛的一大特征。

患此类头痛的人，要注意缓解压力，以求疏解肝气，使全身气血运行畅通。

穴位按摩

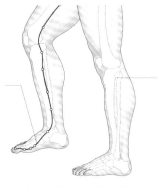

太冲穴：位于足背侧，第1、2跖骨结合部之前凹陷处

阳陵泉穴：在小腿外侧，当腓骨小头前下方凹陷处

按摩太冲穴，能调节肝功能；按摩阳陵泉穴，能促进肝气运行。

对症药方

柴胡疏肝散

药材：陈皮、柴胡各10克，川芎、枳壳、芍药、香附各7克，甘草3克。

煎法：水煎。

服药法：空腹服用，每日1次。

肝阳上亢型头痛

热郁于肝中会消耗阴血，致使肝阳不受抑制而升至头部，便会引起头痛。特征为侧头部胀痛、易怒、情绪焦躁，以及眼睛充血，同时伴随目眩、耳鸣、头晕等症状。患者同时会出现下半身无力、腰部酸痛等症状。

这种情况下，应尽量避免精神压力、愤怒、烦恼、过度兴奋，以求平肝潜阳。

穴位按摩

1

百会穴：位于头部，在头顶正中线与两耳尖端连线的交点处

风池穴：位于后颈部，后头骨下，两条大筋外缘陷窝中

2

太冲穴：位于足背侧，第1、2跖骨结合部之前凹陷处

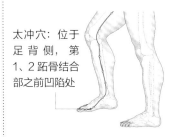

同时按摩风池穴与百会穴，能调整上半身阳气。

按摩太冲穴，能平肝潜阳。

对症药方

钩藤散

药材：钩藤、陈皮、半夏、麦冬、茯苓、茯神、人参、甘菊花、防风各15克，甘草6克，石膏30克。

煎法：用水250毫升，加生姜7片，煎至180毫升。

服药法：去渣温服，每次15毫升。

肩膀酸痛：气血瘀滞所致

肩膀酸痛表现为肩关节及肩胛骨周围的筋骨、肌肉感到疼痛。可能由外感风湿、风热犯肺、强力负重、跌扑损伤等因素引起，其中由外感风湿所致者，肩痛偏后，常与背痛并见。

类型	特征	病因
肝郁型肩膀酸痛	从后脑部至颈、肩部胀痛，忧郁、常叹息，伴随头痛、易怒	精神压力过大使肝气郁结，肝气不行而积聚于肩膀一带
血瘀型肩膀酸痛	头后方有酸痛感，肩膀僵硬	外伤或者姿势不良为起因的酸痛，导致血瘀于肩部，阻碍气血运行
痰湿型肩膀酸痛	筋肉紧绷、肌肉酸痛，触摸时不觉僵硬	体内多余的水分聚生为痰湿，使气血运行变差
血虚型肩膀酸痛	脸色差、神情呆滞、筋肉强硬，无明显的酸痛感	血液不足，筋肉无法得到充分滋养而僵硬或疼痛

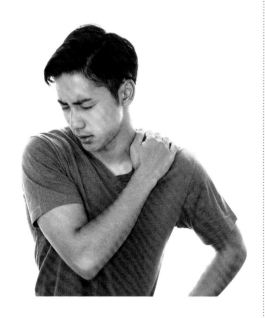

肩膀酸痛的原因

肩膀酸痛的原因复杂，可以分为很多种，大多表现为气血瘀滞所引起的酸痛与无力感。

后脑部至颈、肩部胀痛，并伴随头痛的情形，是压力过大引起肝气郁滞，使其滞塞于肩膀周边所致。

触摸肩膀时感觉有坚硬的硬块，并且有强烈的酸痛感，是瘀血所造成的肩部经络不通。通常见于肩部外伤与姿势不良者。

肌肉僵硬的人虽然会觉得肩膀酸痛，但实际触摸相关部位，却没有坚硬的结块。这是体内多余的水分聚生为痰湿，使得血液循环变差所致。

相反地，患者自己不觉得酸痛，触摸肩膀时却发现有肩膀肌肉僵硬的症状，是因为提供筋肉营养的血液不足。

肝郁型肩膀酸痛

精神压力过大，会使肝的疏泄功能减弱，经络运行不畅，造成气血运行不良，肝气郁滞于肩膀四周，从而引起筋肉胀痛。多发于后脑部到颈、肩膀。肝郁型肩膀酸痛常常伴随头痛的出现，特征是情绪焦躁忧郁、常唉声叹气。

这种情况下，要注意舒缓压力，改善气血运行。建议多运动，或者多参加自己感兴趣的娱乐活动。

穴位按摩

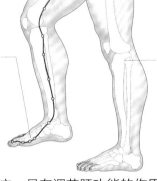

太冲穴：位于足背侧，第1、2跖骨结合部之前凹陷处

阳陵泉穴：在小腿外侧，当腓骨小头前下方凹陷处

按摩太冲穴，具有调节肝功能的作用；按摩阳陵泉穴，具有疏肝行气的作用。

对症药方

柴胡汤

药材：柴胡、枳壳（麸炒）各200克，白芍250克，甘草50克。

制法：将以上4味药粉碎成粗粉，混匀。

服药法：开水冲泡或炖服。每次15克，每日2次。

血瘀型肩膀酸痛

血瘀型肩膀酸痛可能是外伤或姿势不良，导致血流停滞，瘀滞于肩膀周围所造成的。表现为肩膀和头颈部肌肉僵硬，按压时会感到酸痛。

有血瘀型肩膀酸痛的患者最应该注意的是，使血液循环保持畅通，避免受凉。长期伏案工作或维持同一个姿势的人，应该适时更换姿势，并进行适量运动，以改善血液循环。

穴位按摩

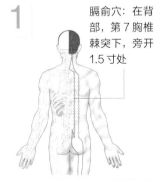

1 膈俞穴：在背部，第7胸椎棘突下，旁开1.5寸处

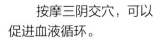

2 三阴交穴：位于小腿内侧，内踝尖上3寸，胫骨内侧缘后方

按摩膈俞穴，可以行气止痛。

按摩三阴交穴，可以促进血液循环。

对症药方

通导散

药材：大黄、生地黄、桃仁、枳壳、赤芍、当归各10克，陈皮15克，木通、朴硝各5克，甘草3克。

煎法：水煎。

服药法：温服，每日1次。

痰湿型肩膀酸痛

痰湿内蕴所引起的肩膀酸痛，主要是由于不健康的饮食习惯和脾功能减弱，导致多余水分聚积于体内，聚生为痰湿，而阻碍气血运行所造成的。

这种情况下，应当注意适量运动，以促进水液代谢，同时注意合理安排饮食，避免过量饮食。

穴位按摩

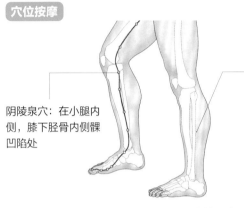

阴陵泉穴：在小腿内侧，膝下胫骨内侧髁凹陷处

丰隆穴：在小腿前外侧，当外踝尖上8寸，条口穴外1寸，距胫骨前缘2横指（中指）处

按摩阴陵泉穴，能增强脾胃功能；按摩丰隆穴，具有祛痰的功效。

对症药方

二术汤

药材：厚朴、苍术、半夏、茯苓、白术各10克，藿香叶、陈皮各5克。

煎法：水煎。

服药法：温服，每日1次。

血虚型肩膀酸痛

由于过劳和手术、月经、分娩等造成失血，无法给筋肉提供充分的滋润与濡养，造成营养不良、气血不足，则可能引发血虚型肩膀酸痛。表现为筋肉偏细、脸色差，肩膀僵硬，却没有明显酸痛的感觉，即使按压，也不会感到明显疼痛。

穴位按摩

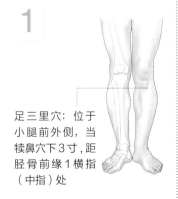

足三里穴：位于小腿前外侧，当犊鼻穴下3寸，距胫骨前缘1横指（中指）处

按摩足三里穴，能够调补气血。

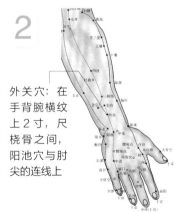

外关穴：在手背腕横纹上2寸，尺桡骨之间，阳池穴与肘尖的连线上

按摩外关穴，能使肩部筋肉放松。

对症药方

四物汤

药材：当归、白芍、川芎、熟地黄各15克。

煎法：水煎。

服药法：温服，每日1次。

目眩：头部血液循环不良

目眩是一种眼前发黑、天旋地转、视物昏花而迷乱，仿佛要晕倒一般的症状。中医理论认为，目眩是由肝肾精血不足、肝阳上亢、痰浊上扰等问题所致。

类型	特征	病因
肝火上炎型目眩	耳鸣，头痛，天旋地转般的目眩，睡眠过浅，多梦	肝失条达，肝气郁滞，肝郁化火，上扰头目
肝阳上亢型目眩	心悸，耳鸣，失眠，盗汗，手脚发热，腰足无力，口干，天旋地转般的目眩	肝阳上升，上扰头目，症状较肝火上炎型略轻
气血两虚型目眩	体质差，头晕似要晕倒，呼吸困难，视野变暗，容易疲惫，脸色苍白	气血不足，头目失养
痰浊上扰型目眩	全身无力，总是想睡，食欲不振，恶心想吐	暴饮暴食、疲劳、睡眠不足、压力过大等导致痰浊内生，上扰清窍

目眩的原因

目眩的出现提示头部血液循环发生异常，通常由两种状况所致：一是气血无法顺利上抵头部，头目失养；二是有害物质上抵头部，扰乱平衡。

目眩时感觉天地旋转，并且在生气时情况会加重，其原因是肝失条达、肝气郁滞。这种目眩通常伴随耳鸣、头痛等症状，是肝郁化火，进而上行引起肝火上炎型目眩。

手脚发热并伴随心悸等症状，是肝阴不足，无法抑制肝阳，造成肝阳上升的肝阳上亢型目眩。其目眩的程度虽然不及肝火上炎，但也会有失眠与盗汗等症状。

感到呼吸困难、头晕，似乎要晕倒，则是因气血不足，无法滋养头目造成的。

休息后也无法恢复的目眩，则是体内多余的水分聚生为痰，痰浊上扰清窍的缘故。

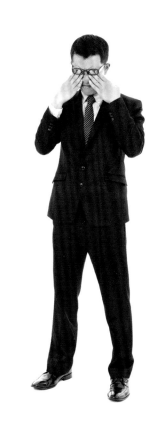

肝火上炎型目眩

患者会感到天旋地转般的目眩，并且在生气时加剧，这是由于肝气郁滞、气郁化火、肝火上炎头目所致。

此症状常发生在压力大且易怒的人身上，同时常伴随耳鸣与头痛的症状，夜里睡眠浅而多梦。高血压及美尼尔氏综合征发作导致的目眩，也属于此种类型。

患有此种目眩的人，应学习如何处理自己的愤怒与不安情绪，并减轻精神压力。

穴位按摩

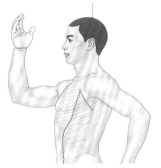

1 百会穴：位于头部，在头顶正中线与两耳尖端连线的交点处

2 行间穴：在足背侧，当第1、2趾间，趾蹼缘的后方赤白肉际处

按摩百会穴，可行气止痛。

按摩行间穴，可平抑肝火。

对症药方

龙胆泻肝汤

药材：龙胆草、木通、生地黄、柴胡、生甘草、车前子各10克，黄芩、栀子、泻泽各15克，当归5克。

煎法：将以上10味药分别切细，加水500毫升，煎至300毫升，除去药渣即可。

服药法：每日1剂，分2次服用。

肝阳上亢型目眩

表现为目眩有如天旋地转，伴随手脚发热、心悸、耳鸣、心情浮躁、夜里不易入眠且多梦、盗汗与口干等症状。这是肝与肾的阴液不足，无法抑制阳气，导致肝阳上升所致。相较肝火上炎型目眩，症状略轻。

穴位按摩

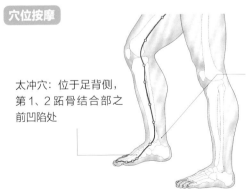

太冲穴：位于足背侧，第1、2跖骨结合部之前凹陷处

太溪穴：在足内侧，内踝后方和跟腱之间的凹陷处

按摩太冲穴，对于抑制肝阳上升有效；按摩太溪穴，对于调节水液代谢十分有效。

对症药方

镇肝息风汤

药材：牛膝、代赭石各50克，龙骨、牡蛎、玄参、天冬、生龟板、白芍各25克，川楝子、麦芽、茵陈各10克，甘草7克。

煎法：将以上12味药分别捣碎，加水1000毫升，煎至500毫升时，除去药渣即可。

服药法：饭前服用，每日2次。

气血两虚型目眩

气血不足可以导致气血无法滋养头部，头目失养，而引起目眩。表现为呼吸困难、视野变暗，似乎要晕倒，也就是突然站起后头晕目眩。这种体质的人大多原本缺乏体力，容易疲惫且脸色苍白。

预防此种目眩，需要补充气血、充分休息，并摄取有营养的食物。

穴位按摩

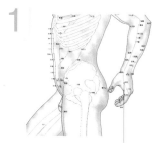

合谷穴：当拇指和食指张开时，在第1、2掌骨的中点，稍微偏向第2掌骨

按摩合谷穴，具有健脾补气的作用。

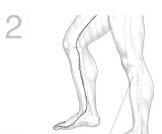

足三里穴：位于小腿前外侧，当犊鼻穴下3寸，距胫骨前缘1横指（中指）处

按摩足三里穴，具有健脾补血的作用。

对症药方

归脾汤

药材：白术、当归、白茯苓、黄芪（炒）、桂圆肉、远志、酸枣仁（炒）、人参各5克，木香、甘草（炙）各3克。

煎法：加生姜、红枣，水煎。

服药法：每日1次。

痰浊上扰型目眩

体内多余的水分聚生成痰，停滞于体内，一方面会阻碍气血的运行，另一方面会上扰清窍，造成目眩，表现为天旋地转般的眩晕，并伴随恶心想吐的症状，休息后也不见改善。这种体质的人总是很想睡，并且常常感到食欲不振。这种病症是由暴饮暴食和疲劳、睡眠不足、压力过大导致的。

这类患者应注意调节饮食，不要多食暴食，同时要进行适度的运动，以缓解症状。

穴位按摩

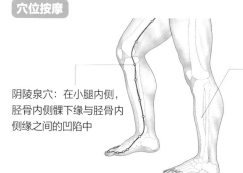

阴陵泉穴：在小腿内侧，胫骨内侧髁下缘与胫骨内侧缘之间的凹陷中

丰隆穴：在小腿前外侧，当外踝尖上8寸，条口穴外1寸，距胫骨前缘2横指（中指）处

按摩阴陵泉穴，能促进脾胃功能及津液代谢；按摩丰隆穴，具有祛痰的功效。

对症药方

半夏白术天麻汤

药材：黄柏6克，干姜、天麻、苍术、白茯苓、黄芪、泽泻、人参、白术、半夏各10克，陈皮9克。

煎法：加水500毫升，煎至250毫升，除去药渣即可。

服药法：每日1次，饮前温服。

腰痛：寒湿、肾虚所致

腰痛是以腰部一侧或两侧疼痛为主要症状的病症。现代医学中的肾脏疾病、风湿病、腰肌劳损、脊椎及脊髓疾病，或者女性月经不调，都可以导致腰痛。

类型	特征	病因
寒湿型腰痛	腰部冷痛，寒冷和阴雨天加重，温暖患部则症状减轻，下半身水肿，全身无力	寒邪与湿邪侵入体内，寒湿阻滞血脉、经脉，造成腰痛
肾虚型腰痛	腰部隐隐作痛，酸软无力；肾阴虚者，可见盗汗、手脚心热、口燥咽干	肾阳不足，不能温养腰背和温煦经脉，造成腰痛
血瘀型腰痛	腰痛如刺，痛处固定；多汗、容易疲劳、怕冷	血流停滞，造成瘀血疼痛

腰痛的原因

急性腰痛大多是外因引起的，慢性腰痛的原因则大多为内因。一般腰痛的起因有着凉、气血瘀滞、热证（炎症）等。

另外，腰是肾的精气流入，且易受肾功能影响的部位，被称为"肾府"。因此肾功能减退，也会造成腰部疼痛。

下半身发冷与水肿现象，在温暖患部后症状会减轻，是从外界而来的寒湿之邪停滞于腰部所致。不仅会造成津液代谢受阻，还会导致肾功能减退，常见于高湿度环境下工作的人群。

腰与足踝酸痛，稍加按摩后症状缓解，是肾虚造成的腰痛。肾是主司骨骼生长的脏器，若肾虚症状恶化，则可能会发展成骨质疏松症。

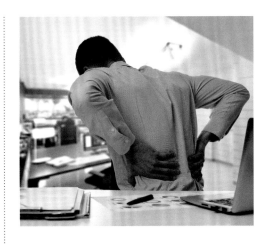

触摸腰部时感到有硬块且有刺痛的人群，是血流瘀滞所致。这种刺痛往往会在夜间与运动时加剧。

自诊自疗一看便知

寒湿型腰痛

侵入体内的寒湿邪气停滞于腰部，阻碍气血运行会导致腰痛。这种腰痛伴随下半身发冷及水肿的症状，以生活在寒冷且高湿度环境中的人群较为常见。

患者要注意避免穿着过薄的衣物，且注重腰部周围及全身保暖，避免着凉。特别是被雨淋湿或流汗后，要赶快换上干的衣服，避免着凉。

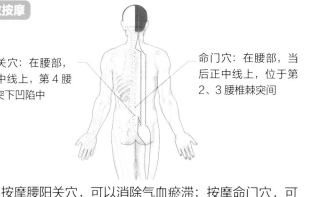

腰阳关穴：在腰部，后正中线上，第4腰椎棘突下凹陷中

命门穴：在腰部，当后正中线上，位于第2、3腰椎棘突间

按摩腰阳关穴，可以消除气血瘀滞；按摩命门穴，可以温暖腰部。

对症药方

甘姜苓术汤

药材：生姜、茯苓、白术各15克，甘草4克。

煎法：水煎。

服药法：温服，每日2次。

肾虚型腰痛

多因肾功能减退，精气不足，不能濡养腰背；或肾阳不足，不能温煦经脉而导致。此类以慢性腰痛较多，而其他类型的腰痛也往往伴随肾虚的症状。肾是主司骨骼生长的脏器，若肾虚持续发展下去，将会导致骨质疏松症。

过多活动腰部会使疼痛恶化，而稍微休息一下则能减轻症状。这类人群会感到腰部酸痛，头晕与耳鸣等症状通常会伴随发生。此时，按摩腰部可以缓和疼痛。

1

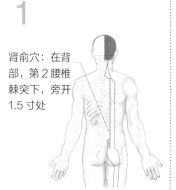

肾俞穴：在背部，第2腰椎棘突下，旁开1.5寸处

按摩肾俞穴，能改善肾功能。

2

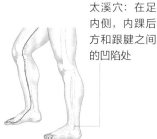

太溪穴：在足内侧，内踝后方和跟腱之间的凹陷处

按摩太溪穴，具有补益肾精的作用。

对症药方

伴随发冷症状时，可服用中成药金匮肾气丸；伴随手脚充血发热的症状时，可服用中成药六味地黄丸。

血瘀型腰痛

触摸腰部时感到有硬块，且有强烈痛感，是血瘀引起的腰痛。刺痛感在活动时会加剧，而且因为睡眠时血流减缓，在半夜时往往也会加剧。

患有此类腰痛者，凡事不应勉强，需安心静养。以透气湿布敷，对于缓和疼痛十分有效。然而，虽然同样都是血瘀症状，也有以冷湿布敷与以热湿布敷的不同，此时应该选择自己感觉舒服的布进行湿敷。

穴位按摩

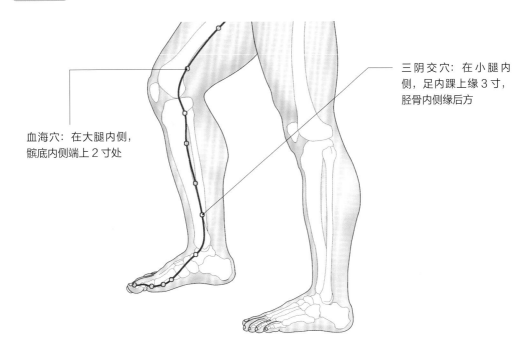

三阴交穴：在小腿内侧，足内踝上缘 3 寸，胫骨内侧缘后方

血海穴：在大腿内侧，髌底内侧端上 2 寸处

按摩血海穴，具有改善腰部血液循环的作用；按摩三阴交穴，能改善血瘀症状。

对症药方

通导散

药材：大黄、生地黄、桃仁、枳壳、赤芍、当归、陈皮各 10 克，木通、朴硝各 5 克，甘草 3 克。

煎服法：水煎。

服药法：每日 1 次，睡前服用。

心悸：心神失养所致

　　心悸是一种自觉心脏跳动的不适感或心慌感。当心率加速时，会感到心脏跳动不适；心率缓慢时，会感到心脏搏动有力。心悸时，心率可快可慢，也可能有心律失常，心率和心律正常者也可能有心悸。

类型	特征	病因
气虚型心悸	呼吸急促，尤其不能登高，登高就会感到胸闷，甚至出现心痛，运动时心悸症状加剧；畏寒喜暖，懒于运动；没精神，常想躺下休息，容易出汗，稍微活动便呼吸困难，脉搏偏慢	气能行血，气不足则行血无力，心血不足，心失滋养，则脉象搏动紊乱
血虚型心悸	心悸，脸色差，失眠，感到不安，目眩，静不下心，常常健忘	血不足使得气过盛，造成心功能亢进，无法平静
阴虚型心悸	脉搏过快，胸闷，失眠，盗汗，目眩，耳鸣，静不下心，手脚发热	镇静心神的功能减退，造成心功能过于亢奋

心悸的原因

　　心悸的基本证候特点是发作性心慌不安，心跳剧烈，或一过性、阵发性，或持续时间较长，或一日数次发作，或数日一次发作等。

　　心悸是心神失养所引起的病症。心是掌管血液循环的脏器。心悸的发生，常与平素体质虚弱、情志所伤、劳倦、汗出受邪等有关。实际上根据其症状，心悸可分为很多种。

　　运动时发生心悸、呼吸困难、胸痛等症状，是气虚所造成的。气的生成不足，是造成气虚型心悸的主要原因。患有这种病症的人，常常没有精神，并且总是想躺下来休息。

　　相反地，若心功能亢进，无法控制而产生心悸，则是血虚型心悸。这种人的气比血盛，心处于兴奋状态而无法平静，因此人会感到不安、易受惊吓、夜间无法入眠，脸色也会变差，容易感到疲惫。

　　若血虚症状加重，会导致津液不足，而致阴虚内热。此时人会感到胸闷，且脉搏加速、手脚发热。

　　嘴唇泛紫，并伴随胸部刺痛，是血瘀所引起的。这类人的肌肤会失去光泽，而且会感到胸闷。

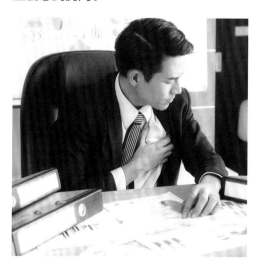

气虚型心悸

运动时发生心悸与呼吸困难的症状，并感到胸痛，即是气虚型心悸，是因气不足造成心的动力不足所致。由于气的匮乏，会使得人没有精神、容易疲劳，常常想躺下来休息。另外，脉搏也会偏慢，或者有心律不齐的情形，而且容易流汗。若病情恶化，则会有手脚发冷与怕冷等症状出现。

要改善症状，首先必须补气，要进行充分的休养，并且摄取容易消化的饮食以补气。

穴位按摩

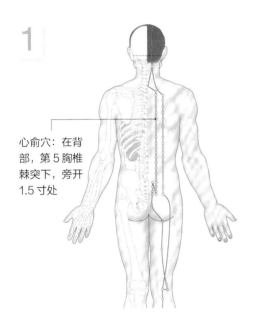

心俞穴：在背部，第5胸椎棘突下，旁开1.5寸处

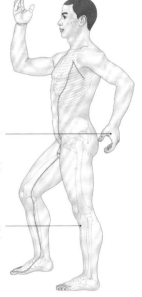

合谷穴：当拇指和食指张开时，在第1、2掌骨的中点，稍微偏向第2掌骨

足三里穴：位于小腿前外侧，当犊鼻穴下3寸，距胫骨前缘1横指（中指）处

心俞穴是对各种心悸都有效的穴位，可以长按，以改善症状。

若感到胸痛时，可以刺激合谷穴；按摩足三里穴，可以增强肠胃功能。

对症药方

安神定志汤

药材：茯苓、茯神、人参、远志各10克，石菖蒲、龙骨各15克。
煎法：以上中药，加水500毫升，煮至300毫升汤药，除去药渣即可。
服药法：每日2次，早晚饭前服。

血虚型心悸

脸色差且心悸的症状，往往是血虚引起的。由于气比血的作用强，因此心的功能会过于亢进，而无法受到控制。

血虚型心悸的症状是健忘、容易受惊、不安、焦躁，以及无法静下心来。虽然身体容易感到疲惫，需要充分休养，但到了夜里往往会因无法平静而失眠。建议这类人群就算无法入眠，也不要太过在意，躺着休息就好。

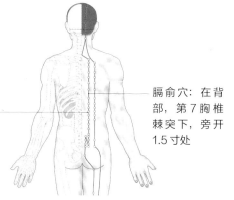

脾俞穴：在背部，第 11 胸椎棘突下，旁开 1.5 寸处

膈俞穴：在背部，第 7 胸椎棘突下，旁开 1.5 寸处

按摩脾俞穴，可以促进肠胃功能；刺激膈俞穴，具有补血作用。

对症药方

保元汤

药材：黄芪 15 克，人参、炙甘草各 5 克，肉桂 3 克，生姜 2 片。

煎法：以上 5 味药碾成粉末，加水 500 毫升，煎至 300 毫升即可。

服药法：不拘时服。

阴虚型心悸

脉搏加速且容易感到胸闷、心悸的人，是因为供给心养分的血、津液等心阴不足，造成心的功能亢进，使虚热蕴积于体内。此类型的人会感到目眩、耳鸣、手脚发热、口干舌燥。在精神方面，则会有健忘、容易受惊、感到不安、焦躁、无法静下心来等症状。在夜里无法轻易入睡，且会有盗汗症状。

1

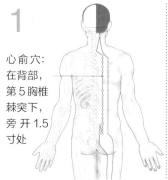

心俞穴：在背部，第 5 胸椎棘突下，旁开 1.5 寸处

按摩心俞穴，可以安定心神。

2

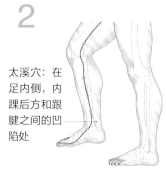

太溪穴：在足内侧，内踝后方和跟腱之间的凹陷处

入睡前按摩太溪穴，可以稳定情绪。

对症药方

黄连阿胶汤

药材：黄连、黄芩、芍药各 10 克，鸡子黄 2 枚，阿胶 15 克。

煎法：以上 5 味药，加水 600 毫升，先煎前 3 味，取 400 毫升，去渣；入阿胶烊尽，稍冷，入鸡子黄，搅匀即可。

服药法：每次温服 100 毫升，每日 3 次。